RECHERCHES

SUR LA

CARIE DENTAIRE

PAR LES DOCTEURS

Th. LEBER et J. B. ROTTENSTEIN

Avec 2 planches lithographiées

PARIS

ADRIEN DELAHAYE, LIBRAIRE-ÉDITEUR

PLACE DE L'ÉCOLE-DE-MÉDECINE

1868

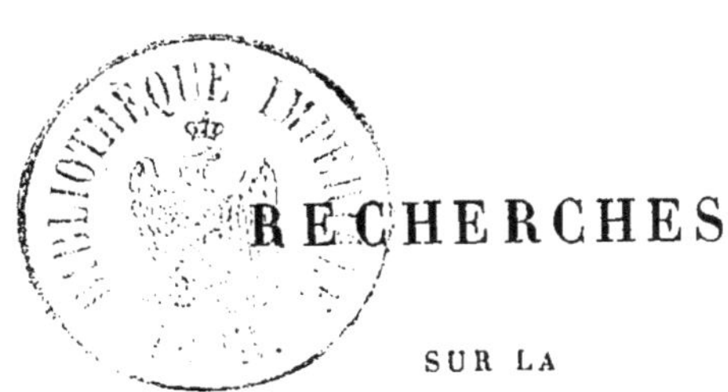

RECHERCHES

SUR LA

CARIE DENTAIRE

Paris. — Imprimerie de F. MARTINET, rue Mignon, 2.

RECHERCHES

SUR LA

CARIE DENTAIRE

PAR LES DOCTEURS

Th. LEBER et J. B. ROTTENSTEIN

Avec 2 planches lithographiées

PARIS

ADRIEN DELAHAYE, LIBRAIRE-ÉDITEUR

PLACE DE L'ÉCOLE-DE-MÉDECINE

1868

PRÉFACE

———

Nous avons commencé nos recherches sur la carie dentaire il y a près de deux ans, et nous les avons continuées jusque vers le milieu de l'année dernière.

Les publications qui ont paru, dans l'intervalle, sur le même sujet, ne nous ont pas découragés. L'étude des altérations histologiques subies par les tissus dentaires dans la carie nous avait conduits à des résultats nouveaux, et devait nous fournir des détails importants, qui n'avaient pas jusqu'alors attiré l'attention des observateurs.

Nous espérons, en publiant le résultat de nos recherches, jeter quelque lumière dans l'étude si controversée de la nature de la carie.

Notre travail n'est pas une monographie. Les limites que nous lui avons assignées sont bien plus modestes. Nous nous bornerons à communiquer les résultats de nos observations, en ne donnant sur la marche, les symptômes et les suites de la carie, que les détails in-

dispensables à l'exposition de notre sujet, et nous ter-
minerons par quelques déductions thérapeutiques fort
courtes.

Il nous a paru utile, vu la grande divergence d'opinions des auteurs sur la nature de la carie dentaire, de
faire précéder notre travail d'un exposé des recherches
et des théories qui ont été faites sur cette question jusqu'à ce jour.

Si nous avons réussi à mieux faire connaître la
nature de la carie dentaire, dont les causes sont si
obscures, nous aurons atteint le but de notre travail.

                                        Les Auteurs.

25 mars 1868.

RECHERCHES

SUR

LA CARIE DENTAIRE

I

Résumé des recherches faites jusqu'à ce jour sur la nature de la carie dentaire.

On comprend sous le nom de carie dentaire un processus pathologique qui, après avoir ramolli plus ou moins et détruit les tissus, donne lieu à une perte de substance, et se termine, après la destruction de la pulpe, par la perte complète de l'organe dentaire. Ce processus n'a de commun avec la carie des os que le nom ; il en diffère complétement par sa nature.

Cependant, le nom de carie est si vulgarisé, qu'il serait difficile de le remplacer par un autre, et, au reste, il ne viendra à l'idée de personne de confondre là carie dentaire avec l'affection osseuse du même nom.

Il y a longtemps qu'on a cherché à connaître la nature de la carie dentaire. Les anciens chirurgiens, les dentistes qui s'occupaient de cette question, se bornaient à faire des hypothèses plus ou moins ingénieuses et les appuyaient sur l'expérience et l'observation cliniques. Les recherches sur la carie ne furent possibles que lorsque la structure histologique des tissus dentaires fut connue.

Depuis longtemps, deux hypothèses se trouvaient en présence : l'une, *chimique*, expliquait la carie par l'action des agents chimiques, des acides en particulier ; l'autre, *vitale*, considérait la carie dentaire comme une véritable maladie, causée par une altération organique et la réaction des tissus dentaires sur une irritation extérieure.

Les défenseurs de la théorie chimique ne s'entendaient pas eux-mêmes au sujet des propriétés vitales des tissus dentaires. Les uns niaient complétement les propriétés vitales des tissus dentaires développés ; d'autres pensaient que ces propriétés étaient si peu énergiques qu'elles devaient toujours succomber sous l'action des agents nuisibles, sans que l'organe pût réagir d'une façon quelconque sur cette irritation. Pour eux, le processus suivait sa marche tout comme si les propriétés vitales n'eussent pas existé.

Ces opinions diverses restent encore aujourd'hui sans solution, malgré les recherches qui ont été faites sur ce sujet. Il est vrai de dire que dans ces derniers temps, la théorie chimique a semblé prendre le dessus, bien qu'on ait, tout récemment encore, essayé de relever la théorie vitaliste à l'aide de recherches histologiques.

Mais à côté de ces deux hypothèses, d'autres observateurs, surtout en Allemagne, venaient soutenir la nature parasitaire de la carie, en l'attribuant tour à tour à l'action de parasites animaux ou végétaux.

Les résultats publiés par ces derniers auteurs n'ont pas été contrôlés jusqu'alors d'une manière bien rigoureuse ; car, acceptés trop légèrement, en Allemagne surtout, ils semblent complétement ignorés en d'autres pays.

MM. Klencke et Ficinus sont parmi les premiers qui se sont occupés des altérations histologiques des dents, et, bien que leurs travaux n'aient plus guère qu'un intérêt purement historique, nous en donnerons cependant un court résumé.

M. R. Ficinus (1) attribuait la carie dentaire à une putréfaction produite par les petits infusoires qui vivent dans la bouche et auxquels il donna le nom de *denticola*. Ces infusoires se trouvent en grand nombre dans les mucosités qui recouvrent les dents, ainsi que dans les cavités carieuses; ils produisent, selon l'auteur, une sorte de putréfaction qui, après avoir attaqué tout d'abord la cuticule de l'émail, se porte ensuite sur l'émail et sur la dentine. M. Ficinus pense que les fibres décrites par Bühlmann, et qui ne sont autre chose que les filaments du *Leptothrix buccalis*, tirent leur origine des infusoires qu'il appelle *denticola*, et que les premiers se forment par juxtaposition des derniers. .

Mais cette théorie n'expliquait pas la disparition des sels calcaires, qui ne sont solubles que dans les acides, tandis que le processus de putréfaction suppose une réaction alcaline.

Les recherches de M. Klencke (2) furent publiées un peu plus tard. Cet auteur adopte plusieurs opinions émises par M. Ficinus, mais il admet, outre le processus de putréfaction, plusieurs espèces de carie.

Et, d'abord, il distingue la carie *centrale* de la carie *périphérique ordinaire*. La première débuterait dans la

(1) _Sur la chute des dents et la nature de la carie dentaire (Journal de von Walter et de von Ammon, t. VI, f. 1. 1847).

(2) *La Destruction des dents*. Leipsig, 1850.

cavité de la pulpe, la seconde dans les parties extérieures de la dent.

Il subdivise cette dernière en trois espèces différentes :

1° Une carie molle, produite par la putréfaction (d'après M. Ficinus) ;

2° Une carie molle, due à la prolifération d'un parasite végétal, nommé *Protococus dentalis*.

Nous ferons remarquer à cette occasion que l'existence de cet épiphyte n'a pas été confirmée plus tard par d'autres observateurs, et que, malgré tous les soins que nous avons mis à le rechercher, nous n'avons pu réussir à le trouver.

3° La carie dite sèche ; les parasites n'y jouent aucun rôle ; elle est due à l'action chimique des acides sur les tissus dentaires.

Les altérations histologiques dont les tissus dentaires sont le siége dans la carie, furent décrites pour la première fois d'une manière exacte par M. J. Tomes (1). Suivant cet auteur, les altérations de l'émail sont causées, dans la plupart des cas, par un développement imparfait, avec porosité plus grande des tissus, porosité qui augmente encore pendant la carie. Les canalicules de la dentine offrent des altérations remarquables dans la carie. Sur une section transversale, on voit les canalicules entourés d'une gaîne assez épaisse. On dirait que les contours des anciennes cellules de la dentine sont rétablis, et que le tissu est décomposé dans ses éléments primitifs de formation.

On sait, en effet, que la dentine se forme aux dépens de cellules cylindriques juxtaposées, qui se fondent ensemble pendant l'ossification de la dentine et s'imprè-

____

(1) *A Systeme of dental surgery*. Londres, 1859.

gnent de sels calcaires. Les canalicules dentaires seuls restent libres dans la masse avec les fibrilles molles, découvertes par M. Tomes à l'intérieur même des canalicules.

Dans un stade plus avancé, les éléments perdent la netteté de leurs contours, et le tissu entier prend l'aspect finement granuleux. Si la destruction est rapide, on trouve, au contraire, les canalicules dilatés à contours mal délimités.

L'altération pathologique se propage surtout le long des canalicules vers la cavité de la pulpe, ce qui donne, dans la plupart des cas, à la partie carieuse de la dentine, la forme d'un cône brunâtre, à base tournée en dehors. Dans les cas où une surface plus étendue de l'émail a été attaquée en même temps par la carie, et où la destruction suit une marche rapide, le cône peut manquer ou exister incomplétement.

Au pourtour du cône se trouve une zone relativement transparente, dans laquelle les canalicules contiennent des fibrilles dentaires calcifiées qui sont souvent séparées en morceaux plus ou moins longs, et dépassent quelquefois les extrémités des canalicules sur les préparations.

M. Tomes attribue la calcification des canalicules à une réaction organique de la dentine contre l'irritation pathologique, et il croit qu'elle amène un ralentissement ou un arrêt dans la marche de la carie. Une autre manifestation des propriétés vitales de la dentine consiste, d'après cet auteur, dans l'augmentation de sensibilité de ce tissu qui s'observe dans quelques cas de carie. Il conclut de là que la dentine est sensible par elle-même, et non par le contact intime de la pulpe.

Pour M. Tomes, les acides sont la cause principale de

là carie dentaire : après avoir tout d'abord détruit les propriétés vitales, les acides décomposeraient ensuite peu à peu les tissus dentaires. Mais on ne réussit pas à produire artificiellement par l'action des acides sur la dentine des altérations histologiques pareilles à celles que l'on observe sur les dents cariées. Cependant la décalcification, le ramollissement, la destruction des dents sont tous phénomènes dus à la nature chimique du processus. Mais les tissus dentaires, tout en se détruisant, réagissent contre l'action des agents nuisibles, et cette réaction se manifeste par la calcification des fibrilles dentaires dans les parties qui entourent la dentine cariée, puis par l'augmentation de sensibilité de la dentine.

Les observations de M. Tomes sur la structure histologique de la dentine cariée ont été confirmées et en partie complétées par un travail plus récent de M. E. Neumann (1). M. Neumann tend à prouver par ses observations, qui portent presque exclusivement sur la carie de la dentine, que cette affection a, en partie du moins, une nature inflammatoire. Selon cet auteur, les agents nuisibles irritent la dentine, et produisent des phénomènes d'irritation organique qui finissent par entraîner la destruction du tissu. Il distingue deux séries d'altérations, à savoir : 1° les altérations des gaînes des canalicules dentaires et de la substance intertubulaire, qui ont le caractère d'une dégénérescence simple et qui se trouvent dans tous les cas de carie ; 2° les altérations des fibrilles contenues dans les canalicules qui sont produites par un processus inflammatoire.

____

(1) *Sur la nature de la carie dentaire* (*Archiv für Klin. chir.*, t. VI, fasc. 1, p. 117).

Les altérations de la première série, identiques avec celles dont M. Tomes a donné la description, se caractérisent par un épaississement des parois des canalicules dentaires. Cependant M. Neumann ne croit pas, comme l'auteur anglais, que la dentine soit formée directement par une calcification des cellules de la dentine. D'après lui, la substance intertubulaire se forme aux dépens d'une exsudation, et les cellules de la dentine ne fourniraient que des prolongements qui se transformeraient dans les fibrilles contenues dans l'intérieur des canalicules. Pour M. Tomes, les parois épaissies des canalicules sont formées par les anciennes cellules de la dentine qui ont acquis de nouveaux contours ; M. Neumann ne voit là qu'un épaisissement des parois normales des canalicules, ou gaînes dentaires, aux dépens de la substance intertubulaire, avec oblitération consécutive des canalicules.

La deuxième série d'altérations consiste, d'après M. Neumann, en un épaississement des fibrilles dentaires dans l'intérieur des canalicules. Ces fibrilles ont considérablement augmenté de diamètre et sont divisées en petits bâtonnets qui s'écartent un peu les uns des autres. Il les considère comme des cellules produites par la division des fibrilles. Si cette explication est exacte, on ne devra pas trouver dans la carie des dents de prothèse provenant de l'homme ou des animaux, d'altérations analogue à celle des dents vivantes. M. Neumann avait eu l'occasion d'examiner un clou d'ivoire qui, fixé dans un os dans le but d'obtenir la guérison d'une pseudarthrose, avait été attaqué par la carie de l'os. On ne trouva aucune des altérations observées dans les dents cariées. M. Neumann conclut de là que les expériences faites sur des dents de prothèse cariées· conduiraient probablement au même résultat négatif, et que leur carie est essentiellement différente de celle des dents vivantes.

Au commencement de cette année a paru le *Traité de la carie dentaire* de M. E. Magitot. Quelques chapitres de ce travail avaient été publiés séparément l'an dernier. L'auteur veut prouver que les acides contenus dans la salive, ou mélangés à ce liquide, sont la cause de la carie dentaire, et que la nature de cette affection est conséquemment purement chimique. Il a fait des expériences dans le but de produire artificiellement la carie, en laissant agir, pendant un temps assez long, des acides dilués sur des dents. Les dents furent, en effet, détruites, et l'auteur observa des différences curieuses dans l'action des divers acides sur chacun des tissus dentaires. Les dents détruites ne furent pas soumises à un examen microscopique.

Le livre de M. Magitot ne renferme pas de faits nouveaux au sujet des altérations pathologiques des tissus dentaires. Il ne mentionne pas même les altérations décrites par MM. Tomes et Neumann, et il se contente de dire que les canalicules contiennent parfois une substance finement granuleuse. Il attribue une grande importance aux dépôts calcaires dans l'intérieur des canalicules, èt considère ces dépôts comme le résultat d'une sécrétion de la pulpe irritée. Pendant que l'émail disparaît sous l'action des acides, l'irritation se continue à travers la dentine, jusqu'à la pulpe, qui réagit en produisant une exsudation calcaire. Cette exsudation remplit les canalicules de dehors en dedans vers la cavité de la pulpe ; et quand les canalicules sont complé te men remplis, elle se dépose parfois sur la paroi interne de la cavité de la pulpe sous forme de dentine de nouvelle formation. Les dépôts de sels calcaires dans l'intérieur des canalicules, et la production de dentine vraie dans la cavité de la pulpe, sont donc pour M. Magitot deux phénomènes analogues.

Les parties de la dentine qui contiennent ces canalicules oblitérés par des dépôts calcaires, forment un cône ou une zone de substance transparente qui doit être destinée à arrêter ou à ralentir la marche de la maladie. M. Magitot n'attribue donc pas exclusivement la carie à la destruction chimique; il admet en même temps l'irritation de la pulpe, qui, par une exsudation calcaire, peut arrêter la marche destructive. La cavité de la pulpe une fois ouverte, des symptômes inflammatoires se manifestent, après quoi le reste de la dent, qui n'est plus protégé par la pulpe, subit la décomposition par les acides.

Notons en terminant une idée étrange, émise il y a peu de temps en Angleterre. C'est de l'électricité qu'il s'agit; elle expliquerait non-seulement la carie dentaire, mais encore la formation des dents. Cette publication, due à M. K. Bridgman, a été couronnée par la Société odontologique de Londres (1).

L'auteur a démontré, par ses expériences, que l'on peut détruire les dents par l'électrolyse. Mais tout son système est basé sur une série d'hypothèses; il attribue, tout à fait arbitrairement, des propriétés électriques aux différentes parties des dents. Les vaisseaux de la pulpe seraient chargés d'électricité négative, la pulpe normale

_____

(1) *Essai sur la pathologie de la carie dentaire* (*Brit. Journ. of Dent. Sc.; Comptes rendus de la Soc. odontol.* du 1er juin 1863).

d'électricité positive ; mais à l'état pathologique, la surface de la dentine, ainsi que les racines, seraient chargées d'électricité négative. Inutile d'insister sur ce travail, attendu qu'on n'a jamais donné de preuves directes de l'existence de toutes ces propriétés positives ou négatives, ni des courants qui en résulteraient.

Si nous résumons les opinions si diverses et si multiples que nous venons de passer en revue, nous voyons que les auteurs diffèrent dans les questions les plus essentielles. Nous avons dit plus haut que les différentes théories pouvaient se ranger en trois catégories principales : théories chimiques, vitalistes et parasitaires, qui peuvent à leur tour se subdiviser.

En thèse générale, on peut dire que les processus chimiques jouent un rôle essentiel dans la production de la carie ; mais il s'agit de savoir si les processus organiques y entrent également pour une certaine part. Nous allons démontrer, dans le cours de ce travail, que le rôle des processus organiques est probablement nul ou presque nul, et qu'un élément parasitaire prend une large part dans la production de la carie, mais d'une tout autre manière qu'on ne l'a décrit jusqu'à ce jour.

II

Altérations anatomiques des dents dans la carie.

La carie, dans la plupart des cas du moins, débute à la surface des dents : elle attaque d'abord l'émail, qui est seul mis à nu, tandis que la dentine est recou-

verte partout, soit par l'émail lui-même, soit par le cément; ce dernier est en outre garanti par les gencives.

Rarement la carie attaque une partie du collet des
dents mise à nu, et dans ce cas elle prend naturellement
son origine dans le cément. Nous insisterons surtout sur
les altérations que la carie fait subir à l'émail et à la
dentine, qui sont les tissus les plus importants de la dent,
et nous ne parlerons des altérations du cément qu'à
propos des premières.

DE LA CARIE CENTRALE.

Bon nombre d'auteurs, Klencke entre autres (1), sou-
tenaient autrefois l'existence d'une carie qui devait prendre son origine dans l'intérieur de la dent et dans la cavité de la pulpe. Aujourd'hui, la plupart des dentistes se
prononcent contre l'existence d'une carie centrale. On
s'est convaincu que le processus de destruction débute
souvent dans un petit creux ou sillon étroit ou caché de
la surface, et pénètre ainsi jusque dans la dentine et la
cavité de la pulpe, où il étend ses ravages, tandis que
l'émail de la surface semble intact, du moins à un examen
superficiel. Cette carie, bien que centrale, a cependant
son origine à la surface de la dent. Aussi, dans ces derniers temps, avait-on généralement nié l'existence de la
carie centrale.

Bien que, dans la plupart des cas, la carie dite centrale ne le soit qu'en apparence, il est cependant des cas,
fort rares il est vrai, où le processus destructeur a dû
commencer dans la pulpe dentaire elle-même. Nous cite-

(1) *La Destruction des dents*, p. 42.

rons à l'appui de cette opinion l'observation suivante, cas unique qui se soit présenté pendant la longue pratique de l'un de nous : aussi peut-on conclure de là, que les faits analogues doivent être fort rares.

Une dame, âgée de vingt et un ans, se présente et se plaint que trois dents, dont une incisive inférieure et deux supérieures, ont une teinte bleuâtre extraordinaire. Ces dents n'étaient pas douloureuses, et l'une d'elles seulement produisait une sensation désagréable à la malade. Elle avait consulté plusieurs dentistes : on lui avait répondu que ses dents étaient mortes et qu'il n'y avait plus de remède. A la surface externe des dents, on n'observait aucune trace de carie : la couleur bleuâtre des dents frappait seule la vue et prouvait leur mort.

En perçant la face postérieure d'une de ces dents, on la trouva complétement ramollie jusqu'à l'émail, et les tissus avaient une couleur brunâtre ; la racine elle-même était creuse dans une étendue considérable. La même lésion fut constatée sur l'une des autres dents. La troisième, dont la teinte bleuâtre était moins foncée et qui ne provoquait pas de sensation désagréable, fut respectée. Comme cause, la malade invoquait une chute qu'elle avait faite sur les dents dans son enfance et qui avait causé une fluxion de la face. Les dents percées furent aurifiées ; à l'inférieure, il se développa ultérieurement un abcès qui fut combattu par une ponction pratiquée dans la racine.

résulte de ces observations que les vaisseaux et nerfs de la pulpe avaient été déchirés dans la chute de la malade, lésion qui avait donné lieu à la destruction de la pulpe. Mais ce fait peut se produire sans que la destruction de la dentine s'ensuive. Nous ne pouvons indiquer,

dans le cas dont nous venons de parler, la cause de la
destruction de la dentine, car on n'avait pas examiné la
dentine au microscope. En tout cas, il ne faut pas confondre les faits de ce genre avec ceux de la carie dentaire
ordinaire, qui est due essentiellement à l'action des
agents nuisibles venant de l'extérieur.

Nous croyons donc qu'il existe des cas où les tissus
dentaires sont attaqués et détruits à partir de la cavité de
la pulpe ; mais ces cas sont fort rares, et l'on ne connaît
pas encore très-bien les conditions de leur production, si
ce n'est la mort préalable de la dent.

LA CARIE DE L'ÉMAIL.

Puisque la carie commence ordinairement à la couronne des dents, la carie de l'émail constitue le premier
stade du processus. La destruction s'étend plus tard à la
dentine ; mais les premiers phénomènes pathologiques
apparaissent dans la dentine, avant même que l'émail ne
soit détruit dans toute son épaisseur.

Le plus souvent on voit apparaître un petit point noir
ou brunâtre dans un des sillons ou anfractuosités de la
couronne. Sur une section de la portion malade, on constate que la couleur foncée a son siége dans les couches
superficielles de l'émail et pénètre jusqu'au fond même
du sillon, où l'épaisseur de l'émail est en général moindre
que dans les autres points.

Si, au contraire, la carie débute sur une surface lisse,
la face contiguë des dents par exemple, on voit apparaître une tache opaque, plus ou moins étendue, d'une
teinte jaunâtre ou brunâtre. Les points où il existe des

anomalies de forme, d'épaisseur, de qualité de la dentine, sont les siéges de prédilection de la carie. La teinte
foncée des taches augmente avec les progrès du mal ;
quelquefois le centre est d'un brun foncé, tandis que la
périphérie a une couleur jaunâtre ou blanchâtre. Plus
l'émail est dur, plus la couleur est généralement foncée ;
car, dans un émail dur, la marche de la carie est plus
lente, et l'intensité de la couleur augmente dans une proportion plus rapide que le processus, qui met longtemps
à s'étendre vers la périphérie et dans la profondeur.

Les taches carieuses se distinguent facilement, car
l'émail a perdu en ces points toute sa transparence normale ; l'émail est transformé en une masse crayeuse,
analogue à celle qui constitue les taches blanches congénitales de l'émail, qui sont aussi le siége assez fréquent
de la carie dentaire.

L'émail présente également moins de dureté qu'à l'état
normal dans les points cariés ; mais quelquefois il est
assez résistant pour qu'il soit presque impossible d'en
détacher des fragments à la surface. Souvent les couches
superficielles semblent résister plus que les couches profondes qui, les premières une fois enlevées, se laissent
plus facilement entamer.

Dans d'autres cas, la consistance de l'émail est beaucoup plus faible : ce n'est plus qu'une masse crayeuse,
ou presque une bouillie. Ces différences s'expliquent
en partie par le stade de destruction, la dureté de
l'émail diminuant successivement ; mais les différences
préexistantes de composition chimique ou de consistance y prennent également part, car l'émail se ramollit
beaucoup plus vite dans certaines dents que dans d'autres.

Au début, la surface de l'émail est lisse et unie ; les stries, fines et parallèles, qu'on observe ordinairement à la surface de l'émail, sont fort nettes ; il n'y a pas encore perte de substance. Ce stade, dans lequel les altérations peuvent gagner la dentine jusqu'à une assez grande profondeur, est généralement décrit sous le nom de *carie sèche*. Plus la dent résiste et plus ce stade a de durée ; mais, dans bien des cas, ce stade est de courte durée, et la carie passe rapidement à la forme *humide*.

Bientôt les parties de l'émail, transformées par la carie, se détruisent ; il y a perte de substance, étendue tantôt en surface ou formant une cavité carieuse ; mais généralement cette destruction est peu étendue avant que la dentine n'ait été atteinte à son tour. Dans ce dernier cas, la carie marche rapidement et s'étend en profondeur et sur les côtés. Les portions de l'émail situées sur le bord de la cavité sont minées à leur base, ou bien ramollies à leur surface interne, et elles s'enfoncent parce qu'elles n'ont plus leur soutien naturel, la dentine.

On peut distinguer deux formes dans la destruction de l'émail : l'une, *progressive*, se dirigeant vers la surface ; l'autre, *pénétrante*. La première forme se montre surtout dans les cas où la carie a attaqué une surface lisse de l'émail ; la deuxième forme se produit quand la carie a débuté par le fond d'un sillon. Dans le premier cas, la carie a envahi, dès le début, une partie considérable de la surface, et la destruction sera fort étendue avant d'avoir pénétré jusqu'à la dentine ; dans le second cas, au contraire, l'altération de l'émail se limite sur les bords du sillon ; la couche d'émail est généralement mince en ce point, de sorte que la dentine est rapidement mise à nu, et sa destruction rapide fait passer au second plan les phénomènes de la carie de l'émail.

Quand une cavité carieuse se forme dans l'émail, il est assez fréquent de voir ce tissu se carier également, tôt ou tard, en un ou plusieurs autres points ; ces nouvelles caries marchent alors isolément ou se fondent avec les premiers foyers. Il est plus rare de voir la carie s'étendre d'emblée sur une grande surface ; il est cependant des cas où la plus grande partie de l'émail se trouve attaquée ou détruite par la carie, et il se forme en même temps une ou plusieurs cavités carieuses.

Dans ces cas, il y a généralement des vices de conformation de l'émail qui présente, en beaucoup de points, des creux, des enfoncements, etc., ou bien aussi des anomalies de structure. Chacun de ces points peut alors donner lieu, soit simultanément, soit d'une manière successive, à la production de la carie.

ALTÉRATIONS HISTOLOGIQUES DANS LA CARIE DE L'ÉMAIL.

On a attribué en général une grande importance à la cuticule de l'émail, découverte par Nasmyth, dans la production de la carie : les uns la regardaient comme une couche protectrice, les autres comme le foyer même du mal. La cuticule de l'émail est, comme l'on sait, une membrane très-mince, dont il est facile de démontrer l'existence en plongeant pendant un certain temps une dent fraîche dans une solution d'acide chlorhydrique dilué. On arrive facilement, par ce procédé, à détacher la cuticule de la surface dentaire. Cette membrane serait, d'après les recherches de M. Waldeyer, le vestige des premières couches de l'émail, et particulièrement de la couche intermédiaire et de l'épithélium extérieur. Dès que le développement de l'émail est achevé, les éléments de ces couches se transforment en un épithélium pavimenteux composé de deux à trois couches de grandes cellules polygonales qui recouvrent la surface de l'émail. Ces cellules s'aplatissent de plus en plus, leurs noyaux deviennent difficiles à voir ; et pendant l'évolution dentaire, elles se fondent en une membrane d'apparence homogène, où l'on ne perçoit plus ni noyau ni cellule, et dans laquelle M. Waldeyer a pu, à l'aide de l'imprégnation d'argent, retrouver les contours cellulaires.

On suppose généralement que la cuticule, grâce à sa grande résistance aux agents chimiques, doit garantir les dents. En effet (d'après M. Ficinus), ni la macération, ni la coction dans l'eau ne la transforment, et les acides minéraux concentrés ne la dissolvent pas. La potasse et la soude seules lui donnent un aspect blanchâtre, et la gonflent, mais sans lui faire perdre sa consistance.

Mais il faut se rappeler que si cette membrane n'est point attaquée par les acides, elle se laisse du moins traverser par diffusion : il ne faudrait donc point vouloir donner trop d'importance à ce rôle de protection. Si les acides peuvent arriver en la traversant jusqu'à l'émail, ce que les méthodes employées pour l'isolement de la cuticule ont déjà prouvé, elle peut tout au plus ralentir un peu leur action, mais elle ne saurait l'empêcher com-

---

(1) *Recherches sur le développement des dents* (*Zeitschr. für rat. Med.,* 3e série, t. XXIV, fasc. 2 et 3).

plétement. Elle pourra donc être utile dans les cas où
les acides n'agissent que d'une manière passagère ; par
exemple, quand ils ont été introduits dans la bouche avec
des aliments on qu'ils sont venus de l'estomac, comme
dans certains cas pathologiques, et qu'ils ont été aussitôt expulsés de la bouche.

Mais si une réaction acide continue se produit dans la
bouche, comme cela a lieu dans le cas de fermentation,
alors le rôle protecteur de la cuticule s'efface.

Du reste, dans beaucoup de cas, on ne saurait même
invoquer le rôle de protection de la cuticule, qui est souvent usée à la surface triturante des dents, et peut même
manquer complétement dans une étendue plus ou moins
grande. Souvent aussi la cuticule manque dans les sillons
et fentes de la surface triturante, qui sont aussi le siége
de prédilection de la carie. On a déduit de là que la
carie se développait à cause de l'absence de la cuticule, mais ce siége de prédilection s'explique aussi bien
par la présence des sillons qui favorisent le développe-
pement des fermentations et des décompositions chimiques.

Il est étonnant de voir des auteurs défendre le rôle
protecteur de la cuticule, et admettre en même temps
qu'elle soit le siége, le foyer de la carie. MM. Ficinus
et Klenke partagent cette opinion. Ils admettent, avec
Erdl, qu'au début de la carie, la cuticule, au niveau des
taches brunâtres, est couverte d'un dépôt sur la nature
duquel ils ne sont pas eux-mêmes d'accord. Pour M. Ficinus, ce dépôt est formé par des vibrions et des fibres dites
de Bühlmann, filaments de *Leptothrix*. Pour M. Klenke,
il est constitué quelquefois par ces éléments ; mais, dans

d'autres cas, on y trouverait les cellules de son prétendu *Protococcus dentalis.*

Il est, en effet, facile de constater qu'au niveau des taches carieuses, la cuticule est presque toujours couverte par des dépôts accumulés de *Leptothrix buccalis;* on y trouve ordinairement une substance finement granuleuse, ou gangue du champignon, qui est composée de sporules extrêmement fines. A la surface de cette substance granuleuse, on trouve aussi quelquefois des filaments très-déliés qui en partent et qui sont identiques avec les fibres de Bülhman.

Comme ce champignon (1) joue un rôle très-important dans la production de la carie, nous allons l'étudier avec plus de détail.

LEPTOTHRIX BUCCALIS.

On trouve presque toujours dans les mucosités de la bouche, à la surface de la langue et dans les interstices des dents, une substance blanchâtre, caséeuse, formée en grande partie par le *Leptothrix buccalis.* Sous le microscope, on voit une masse grise, finement granuleuse, gangue ou matrice, puis des filaments déliés, roides, de

(1) On pourrait s'étonner de nous voir désigner le *Leptothrix buccalis* par le nom de Champignon et non par celui d'Algue. Les opinions sont partagées sur cette question, qui du reste ne nous paraît pas être d'une grande importance pour notre sujet. Nous avons simplement employé la dénomination la plus répandue en Allemagne, sans nous permettre de juger cette question purement botanique. S'il venait cependant à être démontré que l'opinion de M. Hallier est exacte, c'est-à-dire que le *Leptothrix* n'est qu'une forme de développement du champignon ordinaire ou *Penicillium glaucum,* il faudrait bien admettre, comme hors de doute, que le *Leptothrix* est un champignon.

longueur variable, qui s'élèvent à la surface de cette substance granuleuse, de manière à former une sorte de gazon touffu. C'est dans les interstices des dents que ce champignon atteint son plus grand accroissement, quand on n'arrête pas son développement ; ses filaments y atteignent une longueur considérable, et forment des faisceaux, tantôt parallèles et onduleux, tantôt fortement enchevêtrés les uns dans les autres. A la surface de la langue, on observe des éléments cylindriques ou en forme de massue, qui sont des prolongements épithéliaux des papilles filiformes de la langue, comme l'a prouvé Kœlliker. Ces prolongements sont recouverts par une couche assez épaisse de substance granuleuse de *Leptothrix*, hérissée parfois de filaments très-courts. On rencontre souvent dans les liquides de la bouche des filaments détachés. Les cellules épithéliales de la bouche sont aussi fréquemment recouvertes d'un grand nombre de granulations fines, oblongues, identiques avec celles qui composent la gangue du champignon. Si l'on examine de près les couches grisâtres que les granulations forment à la surface des papilles filiformes, on voit qu'elles sont composées de cellules épithéliales, en parties détachées et dissociées, couvertes de couches épaisses de granulations qui les unissent entre elles et en font une masse compacte. Les prolongements en forme de massue qui en résultent, ont souvent des contours très-nets, et les granulations sont si intimement liées entre elles, que la substance paraît quelquefois assez homogène ; mais l'addition d'un peu de liquide acidulé permet d'isoler facilement les éléments granuleux.

La substance caséeuse qui s'amasse dans les interstices

des dents a une structure analogue ; seulement les granulations, au lieu de s'attacher aux cellules épithéliales, s'attachent aux filaments du champignon, les recouvrent et les unissent entre eux. Il est facile de suivre la formation de cette substance : on observe sous le microscope des filaments sur lesquels se sont fixées quelques granulations ; d'autres sont enveloppés par une gaîne de granulations, d'autres enfin sont réunis, accolés entre eux. Souvent une grande partie de la substance caséeuse est exclusivement composée des granulations fines et généralement un peu allongées dont nous avons parlé.

Ces granulations ne sont, d'après M. Hallier (1), que des spores mobiles à l'état de repos, qui voyagent pendant un certain temps dans le liquide, mais qui finalement s'attachent quelque part et s'accroissent en formant de nouvelles articulations. Si ces observations sont exactes, comme nous sommes portés à le croire, les spores mobiles se rapprochent des vibrions qui se meuvent dans les mucosités de la bouche et qui sont doués de mouvements rapides. Ces organismes, appelés *Denticolæ* par M. Ficinus, n'appartiennent donc point au règne animal, mais bien au règne végétal. M. Ficinus les avait du reste rapprochés des soi-disant filaments de Bühlmann ou filaments de *Leptothrix*. Il avait vu des spores, qu'il considérait comme des infusoires, se mouvoir pendant un certain temps dans le liquide, entre les filaments du *Leptothrix* et les cellules épithéliales, puis venir s'attacher et se fixer à l'un des filaments. Bientôt il s'en ajou-

____

(1) *Die pflanzlichen Parasiten des menschlichen Kœrpers.* Leipzig, 1866, p. 66.

tait d'autres, et c'est ainsi que s'expliquerait la formation des filaments et des cellules épithéliales couvertes de
de granulations dont nous venons de parler. M. Ficinus
croit, du reste, que les filaments sont dus à la juxtaposition des granulations, ce qui n'est pas exact; il
paraît, au contraire, que les granulations poussent des
prolongements, et qu'il se forme ainsi successivement
une chaîne articulée. Comme M. Ficinus prenait les *Denticola* pour des infusoires, il ne pouvait avoir d'idée juste
sur la nature des fibres de Bühlmann. Plus tard, on re-
connut la nature végétale des filaments, mais on ne savait
pas expliquer la nature de la substance granuleuse. Quelques auteurs, M. Robin entre autres, la croyaient formée
par des débris alimentaires. Cette supposition est fausse;
car, dans ce cas, la substance granuleuse ne présenterait
pas toujours le même aspect caractéristique. Composée,
en effet, de granulations fines, allongées et brillantes,
elle offre un aspect chagriné qui la rend facilement
reconnaissable.

D'après M. Hallier, auquel nous devons les opinions
que nous avons émises tout à l'heure sur les spores de
Leptothrix, ce champignon ne serait qu'une forme de
développement du *Penicillium glaucum*. Ce champignon
doit toujours se produire quand on maintient les spores
de *Penicillium* dans un liquide aqueux. Nous n'avons pas
vérifié l'exactitude de cette opinion. Quoi qu'il en soit,
M. Hallier explique par sa théorie la formation de la
substance granuleuse, et nous indique la nature du *Denticola* de M. Ficinus.

Il reste cependant à expliquer pourquoi, dans la bouche, les spores perdent si vite leurs mouvements : dans

la substance caséeuse, où les granulations se trouvent intimement unies, on ne perçoit pas de mouvements.

Une partie des éléments qui se meuvent dans la salive comme les vibrions, sont plus grands que les petites granulations du *Leptothrix*, qui peuvent cependant varier de forme et de volume.

En cultivant du *Leptothrix* à dans de la salive, additionnée de sucre, ou dans tout autre liquide approprié, on voit ordinairement se développer des spores mobiles en quantité innombrable et doués de mouvements très-vifs. Si les mouvements cessent, ce que l'on observe sur les bords de la préparation où il y a un commencement de dessiccation, les spores ressemblent tout à fait aux masses granuleuses du *Leptothrix* qui se rencontrent dans la bouche.

La cessation du mouvement dans la bouche peut s'expliquer par la viscosité du milieu et par la présence du mucus buccal (1).

Nous avons déjà fait observer qu'il est toujours très-facile de reconnaître les éléments du *Leptothrix* à leur aspect caractéristique ; mais il est toujours désirable d'avoir sous la main une réaction chimique qui puisse faire reconnaître l'existence du champignon quand l'aspect extérieur paraît trompeur. Ce réactif, nous le trouvons dans l'iode et les acides, qui donnent aux éléments du *Leptothrix* une belle coloration violette.

---

(1) Les détails que nous venons de donner expliquent également les opinions si variées qui ont été émises sur la composition du tartre des dents, et sur les êtres inférieurs qu'il renferme. D'après M. Mandl, le tartre serait composé de carapaces calcaires d'infusoires, qui vivent par millions dans les mucosités de la bouche ; M. Ficinus a partagé la même opinion ; du reste, ses *Denticola* sont évidemment l'équivalent des infusoires de M. Mandl.

Nous avons obtenu cette réaction en essayant d'employer la réaction de la cellulose (coloration en bleu par l'iode et l'acide sulfurique) sur notre champignon, et nous avons pu nous convaincre que MM. Leyden et Jaffé avaient déjà antérieurement recommandé le même réactif pour les *Leptothrix* qu'on rencontre dans les crachats putrides et dans les poumons (1). Il s'agissait de champignons qu'on découvrait dans les crachats devenus putrides, pendant la durée d'une gangrène du poumon. Les crachats avaient une réaction très-acide. Les champignons se coloraient en beau violet par la simple addition de l'iode. Les champignons de la bouche, qui n'ont point subi d'altération, sont colorés, pour la plupart, en jaune par l'iode; habituellement, on ne remarque une coloration violette qu'après y avoir ajouté un acide. Quelquefois nous obtenons une réaction violette à l'aide de l'iode seul, ce que nous attribuerions volontiers à un surcroît d'acidité des mucosités buccales. Il n'est

Autrefois on avait regardé le tartre comme un dépôt de sels dissous dans la salive ; la composition chimique du tartre, analogue à celle des produits inorganiques des liquides salivaires, plaida encore en faveur de cette opinion. M. Robin trouva dans le tartre des filaments de *Leptothrix*, et émit des doutes sur les indications de M. Mandl. D'après nos recherches, il existe dans le tartre des filaments et des granulations de *Leptothrix*; on les reconnaît facilement après avoir traité le tartre par les acides dilués. Il est probable que le tartre peut contenir tantôt plus de filaments, tantôt plus de granulations de *Leptothrix*; en sorte qu'on pourrait observer des cas où il n'existe exclusivement que des masses granuleuses, ce qui se rapprocherait beaucoup des indications de M. Mandl. Il faudra naturellement rejeter les infusoires à carapaces calcaires. Quant aux sels du tartre, ils sont précipités très-probablement dans la salive, mêlés au mucus visqueux qui renferme les filaments de *Leptothrix*, et déposés lentement sur la surface des dents.

(1) Voy. Leyden et Jaffé, *Sur les crachats putrides, la gangrène pulmonaire et la bronchite putride* (*Archives allemandes de clinique médicale*, t. II, IV et V, 1866, p. 488 ff.).

point nécessaire de se servir de l'acide sulfurique, comme on le fait dans la réaction de la cellulose ; attendu que tout acide dont l'action n'est pas trop forte peut rendre les mêmes services. Nous avons obtenu d'excellents effets par l'emploi de l'acide chlorhydrique affaibli, par celui de l'acide acétique et de l'acide lactique. L'acide sulfurique nous a, en général, moins bien réussi, peut-être, parce que cet acide occasionne rapidement d'autres décompositions. La réaction que nous avons obtenue est identique avec celle qu'ont décrite MM. Leyden et Jaffé ; car la couleur est également d'un beau violet (non point bleue comme par l'action de la cellulose), et c'est le contenu des filaments et non leur enveloppe qui se colore. On reconnaît cela par la circonstance que les *septa* des filaments restent inaccessibles à toute coloration. Il résulte de tout cela que la présence d'un acide est indispensable pour obtenir une réaction ; toutefois, il serait inutile de recourir à l'emploi d'un acide quelconque, lorsque le liquide qui renferme les champignons est suffisamment acide, comme cela se rencontre dans les crachats putrides et même, de temps en temps, dans les mucosités de la bouche.

On trouve, presque toujours, comme nous l'avons déjà fait observer, à la superficie des points cariés de l'émail, un enduit de *Leptothrix*, même lorsque la superficie paraît encore être polie et intacte. Cet enduit adhère fortement, et ne se laisse pas enlever aussi aisément que les matières caséeuses de *Leptothrix* qui recouvrent les autres parties de la superficie. Lorsqu'à l'aide d'un acide affaibli on enlève la cuticule dentaire, on trouve cet enduit épaissi, composé le plus souvent, par l'accumulation de matières granuleuses, et on y constate rarement la présence de filaments de *Leptothrix*. Il semble que les champignons aient pénétré jusque dans la cuticule de l'émail, vu qu'ils y adhèrent avec force ; mais, dans ce stade, il n'est pas possible de constater leur présence dans l'émail même.

Les matières filamenteuses et granuleuses de *Leptothrix* que l'on trouve accumulées sur la cuticule dentaire, ne sont pas divisées d'une manière égale ; on les voit souvent sous forme de masses arrondies et irrégulièrement disposées. Ces masses ne sont pas, non plus, bien circonscrites, mais elles sont unies entre elles par des couches légères de matières granuleuses. Il est probable que ces images ont servi de base aux observations de MM. Erdl, Ficinus et Klencke ; mais ils n'ont pas su en donner des descriptions exactes. Nous n'avons jamais pu constater la présence des cellules décrites et dessinées par M. Klencke dans son *Protococcus dentalis*, et nous pensons, d'après des recherches faites sur un grand nombre de dents qui ont toutes fourni un résultat identique, que ses données reposent sur une erreur. Nous sommes d'autant plus convaincu de l'exactitude de notre appréciation, qu'aucun observateur n'a réussi depuis à confirmer les faits avancés par M. Klencke. Il est toutefois difficile de dire ce qui peut avoir donné lieu à cette erreur, attendu qu'il n'existe absolument rien qui offre de l'analogie avec les faits avancés. M. Klencke décrit des cellules de 1/150-1/200''' de diamètre, qui seraient amassées, au commencement de la carie, par couches simples et serrées les unes contre les autres, sur la cuticule dentaire, et, plus tard, ces mêmes cellules formeraient des couches superposées capables de se multiplier par division ou par prolifération endogène. Le mode de propagation de ces cellules pénétrant dans la substance dentaire, est décrit et dessiné avec tant de précision, qu'il était bien permis de s'attendre au moins à la découverte d'éléments analogues.

On trouve, de temps en temps, après avoir enlevé, à l'aide d'un acide affaibli, la cuticule qui recouvre la dent, de petits éléments serrés les uns contre les autres sur la surface ainsi dénudée, qu'on pourrait confondre avec une sorte d'épithélium granuleux à contours mal limités. Ce sont tout simplement les extrémités des prismes de l'émail restés adhérents à la cuticule. Il est impossible de les confondre avec les cellules du champignon. On pourrait également supposer la possibilité d'une erreur provenant des parcelles de substances végétales ou d'aliments quelconques venant à adhérer aux dents.

Il nous semble, d'après certains indices, que les matières granuleuses rondes de *Leptothrix* qui se forment à la surface de la cuticule, ont donné lieu à cette erreur, quoiqu'il faille une certaine puissance d'imagination pour considérer comme des cellules ces masses irrégulières et à contours mal limités.

Dans les caries de l'émail, ces champignons ne paraissent pas, comme nous le démontrerons, jouer un rôle aussi important que dans les caries de la dentine. L'action des acides et la décomposition des substances organiques qui en est la conséquence, et qu'on reconnaît à une coloration brune, paraissent devoir attirer plus particulièrement l'attention. Néanmoins, il est bon de tenir également compte de l'effet produit par les champignons.

La couche de *Leptothrix* paraît généralement se borner à la superficie de la dent, aussi longtemps que la substance dentaire demeure intacte. Peut-être en est-il autrement lorsque les dents sont recouvertes d'une couche verdâtre, et que la lésion semble siéger dans la substance même de l'émail.

On rencontre ce revêtement verdâtre chez les jeunes sujets, et sur les dents de devant; on l'attribue ordinairement à l'altération de la cuticule dentaire. L'action ne se borne pas à la superficie de la dent : elle pénètre dans la substance même de l'émail. Nous n'avons porté nos recherches que sur un seul cas de ce genre. Nous avons enlevé de la surface de la dent de petites parcelles vertes et assez dures qui avaient de la ressemblance avec du tartre, mais qui paraissaient être, bien plutôt, de petits fragments d'émail. Toutefois, il était impossible, après les avoir examinées au microscope, de décider si c'était de de l'émail ou non. Après en avoir extrait les parties calcaires, on a pu se convaincre que toute la substance était parsemée de matières granuleuses de *Leptothrix*. La couleur verdâtre ne se trouvait qu'à la surface des parcelles ; les acides ne purent la détruire ; elle avait l'aspect de lambeaux minces et plissés, ou bien granuleux, et sans autre structure. Il importe donc de faire de nouvelles expériences, afin de pouvoir décider si, au niveau de cette couleur verdâtre, les champignons pénètrent dans la substance de l'émail, ou s'il ne faut l'attribuer qu'à une espèce particulière de tartre, ce qui paraît être beaucoup moins probable. Si la première supposition venait à se confirmer, il faudrait chercher à trouver pourquoi et comment les champignons parviennent à pénétrer l'émail.

Il ne serait pas moins intéressant de connaître l'origine et la cause de cette couleur verdâtre.

En ce qui concerne les éléments de l'émail, aucun changement particulier ne semble précéder son altération. On peut seulement constater, à l'aide du microscope, qu'il est plus facile de reconnaître, dans de petits fragments de l'émail altéré, la structure de ce tissu, que de la reconnaître dans les fragments de l'émail à l'état sain, où l'on saurait à peine constater l'union des prismes. Ce phénomène peut s'expliquer par la disparition des sels calcaires, qui est la conséquence du travail de la carie. L'émail carié apparaît au microscope comme celui qu'on soumet à l'action des acides, et n'en diffère que par un peu plus ou moins de coloration brunâtre. Plus le travail de la carie a fait de progrès, plus il est facile de constater cette différence ; on trouve, dans de petites cavités de l'émail, des débris très-délicats de ce tissu. Les extrémités des prismes de l'émail et leurs stries obliques, ont des contours tellement fins, que c'est par la couleur brunâtre seule qu'on est porté à les reconnaître ; cela se passe également dans l'emploi des acides ; l'on ne trouve plus qu'un reste très-délicat et de nature membraneuse qui décèle encore la composition de l'émail dont la destruction totale ne tarde pas à avoir lieu.

La porosité de l'émail carié, qui fait perdre à ce tissu sa transparence normale et sa dureté, est la même dans l'émail soumis à des acides affaiblis. Il est assez facile d'en détacher des parcelles qui, sous une pression modérée, se réduisent en petits débris. Par ces procédés, les prismes de l'émail ne se séparent qu'exceptionnellement ; les fragments ont, pour la plupart, une direction

inclinée et oblique, et les prismes isolés n'apparaissent
que sous la forme de fragments très-raccourcis. La porosité ne saurait donc être attribuée à une diminution de
cohésion des prismes de l'émail, mais on peut admettre,
comme très-probable, que des fissures, des fêlures d'une
très-grande délicatesse, traversent l'émail dans les directions les plus variées et complétement indépendantes de
la composition histologique. La porosité est également
due à l'action des acides ; elle est produite par la dissolution des sels calcaires, et peut-être par la production
de l'acide carbonique qui doit amener la dissociation des
plus petites particules de l'émail.

La couleur brune de l'émail carié, qui existe également
dans la carie de la dentine, provient probablement de
l'altération des parties organiques de ces tissus. Dans
tous les cas, cette couleur n'est jamais déterminée par
le *Leptothrix*, qui reste incolore, ou ne produit une couleur légèrement jaunâtre que lorsqu'il est en couches
très-épaisses.

Dans un bon nombre de cas, et notamment dans des
cavités cariées, la couleur jaune peut paraître affecter le
Leptothrix ; en examinant avec attention, on se convaincra
que cette couleur provient des matières environnantes
qui sont altérées. On peut, par contre, facilement distinguer, dans les préparations microscopiques, par leur
couleur brunâtre, les restes des tissus dentaires qui sont
couverts de masses de *Leptothrix*, tandis que le *Leptothrix* seul aura l'aspect grisâtre. La couleur variera en
intensité, comme nous l'avons déjà fait observer, et, en
général, elle sera d'autant plus foncée que la dent sera
plus dure, que la carie sera plus ancienne, et que la cou-

leur aura mis plus de temps à se développer. Lorsque
l'émail n'a pas encore subi de décomposition, on n'observe ordinairement cette couleur que sur les couches
supérieures, sans doute parce que la cuticule renferme
une plus grande proportion d'éléments organiques sujets à s'altérer. On pourrait croire aussi que cela tient
à l'accès facile de l'air sur ces parties ; toutefois, et
contrairement à cette opinion, on peut dire que cette
couleur se forme de nouveau dans la dentine, après avoir
disparu dans les parties profondes de l'émail, et qu'elle
disparaît peu à peu en s'étendant jusqu'à la cavité de la
pulpe dentaire (voy. pl. 1, fig. 2, où sur un point du
côté gauche de la couronne, la couleur brune dans l'é-
mail diminue, peu à peu, à partir de la surface jusqu'aux
parties profondes, et redevient plus intense à la surface
de la dentine).

Lorsque la carie a occasionné une perte de substance
à la surface de l'émail, le fond en est constamment
recouvert par des matières granuleuses et par des filaments de *Leptothrix*, qui pénètrent dans les inégalités et
les excavations de la superficie. Les petites cavités qu'on
trouve fréquemment dans les parties profondes de l'émail
sont remplies de *Leptothrix* et de débris de l'émail con-
fondus avec ce dernier.

Il est, en général, très-difficile de reconnaître, à l'aide
du microscope, les éléments de l'émail, lorsqu'ils ont
subi un grand ramollissement ; dans le cas, toutefois, où
la striation oblique est bien prononcée, on parvient à
trouver des fragments d'émail colorés en brun et presque
entièrement privés de matières calcaires. Ce sont alors
des masses de *Leptothrix* qui les enveloppent et qui con-

tribuent, par leur prolifération prodigieuse, à leur destruction.

Voici, d'après nous, la marche de la carie de l'émail : par l'action d'un acide, l'émail devient poreux en un point et perd sa consistance normale ; on y voit apparaître, en même temps, la couleur brune, par suite du changement survenu dans sa structure organique. Il se forme, à la surface, une couche de *Leptothrix* qui pénètre, probablement, dans la cuticule dentaire, si elle existe encore, et la détruit ; des fêlures et des fentes surgissent dans l'émail devenu moins consistant ; des liquides acides et des granulations de *Leptothrix* y pénètrent, tandis que de légers fragments s'en détachent, et sont promptement enveloppés par les éléments du *Leptothrix*, qui, joints à l'action continue des acides, en hâtent la dissolution.

Il est bien des cas où le travail peut rester très-longtemps, et peut-être même toujours, stationnaire, et correspond à celui de la carie dite carie sèche, qui est caractérisée seulement par la couleur brune de la surface et un peu plus de porosité, ce qui doit être attribué à l'action peu prononcé des acides.

En opposition avec ce qui vient d'être dit, on peut citer les altérations de l'émail qui se manifestent presque immédiatement après le début du travail morbide, lorsque la couleur brune a eu à peine le temps de se former. On ne peut attribuer ces différences dans la marche de la maladie qu'à des prédispositions particulières dues, soit à des structures vicieuses, soit à une consistance ou à une résistance différentes de l'émail.

CARIE DE LA DENTINE.

Le travail de la carie commence généralement, dans la dentine, aussitôt que la carie de l'émail s'est étendue à la superficie de la dentine; des circonstances toutes particulières permettent de constater si une altération proprement dite, et une perte de substance à la surface de l'émail ont précédé ou non ce travail morbide. On peut également diviser en deux périodes le travail de la carie dans la dentine : *celle du travail préparatoire de la carie, et la période de destruction*. Avant de se carier, la dentine subit aussi certaines transformations que l'on reconnaît, comme dans les altérations de l'émail, à une couleur brunâtre plus ou moins prononcée, et à une diminution de consistance qui est due à la perte d'une partie des sels calcaires. On observe, en outre, lorsque le mal est arrivé à un certain degré, des changements histologiques particuliers que l'on croyait être le résultat d'un travail actif, vital, et qui ne peuvent être attribués qu'à la prolifération du *Leptothrix*.

Ce sont également ces mêmes végétations qui jouent un rôle très-important dans l'altération définitive qui survient dans la carie de la dentine.

La carie procède d'ordinaire de l'émail à la dentine; plus rarement elle a son point de départ dans le cément, lorsque celui-ci est à nu ou malade; la carie peut aussi débuter directement dans la dentine, lorsqu'elle est dénudée, soit par un vice de conformation, soit par une lésion extérieure.

La marche de la carie est bien plus rapide dans la dentine que dans l'émail ; en partant d'un petit point de la surface, la carie peut promptement s'étendre sur une grande partie de la dentine ; la carie de l'émail ne saurait faire de pareils progrès.

La marche plus rapide de la carie dans la dentine provient de sa structure même. Les petits canalicules dentaires, si accessibles aux liquides, offrent à l'action des agents nuisibles une surface bien plus considérable, et doivent les laisser pénétrer au plus profond de la dentine, ce qui ne saurait avoir lieu dans l'émail, privé de ces canaux.

Une autre cause qui explique, dans la plupart des cas, la marche plus rapide de la carie de la dentine, est la suivante : la cavité cariée une fois formée, le processus destructeur peut s'y développer librement sans être gêné ni par le frottement des dents pendant la mastication, ni par le nettoyage de la bouche. Tandis qu'à la surface des dents les matières nuisibles sont continuellement enlevées, l'émail forme pour ainsi dire sur les bords de la cavité une couche protectrice, favorable au développement de la carie.

La structure canaliculée de la dentine paraît, néanmoins, être la cause capitale de la marche plus rapide de la carie dans la dentine, et l'observation des faits ne laisse aucun doute à ce sujet. *La carie suit principalement la direction des canalicules dentaires*, et s'étend bien moins facilement et avec moins de rapidité dans le sens de la largeur de la dent que dans celui de la pro·fondeur, c'est-à-dire vers la cavité de la pulpe.

Si l'on divise une dent cariée dans le sens de la lon-

gueur, on remarque, comme Tomes l'a signalé le premier,
que la dentine altérée par la carie, quand aucune destruction n'a encore eu lieu, offre la forme d'un cône, à
base tournée en dehors et à couleur brunâtre, qui doit
son origine à ce que la carie suit, dans sa marche progressive, la direction des canaux vers la pulpe ; la forme
conique est donc déterminée par la direction conver-
gente des canalicules dentaires. La planche I, fig. 1 et 2,
montre, à un triple grossissement, des cônes de carie
dentaire sur une dent divisée dans sa longueur, avec
et sans altération à la surface.

Lorsqu'une partie de la dentine a été détruite par la
carie, il ne peut plus y avoir de cône parfait ; mais on
trouve toujours au pourtour de la cavité cariée une
zone de substance altérée qui va s'amincissant dans la
direction de la pulpe.

On trouve ces cônes dans les dents altérées par
la carie, à une période où la surface extérieure de
l'émail a encore tout son poli et n'a, conséquemment,
éprouvé aucune perte de substance (1). Mais, à cette
époque, toute l'épaisseur de l'émail est déjà altérée, et il
n'existe aucune couche d'émail normal à la surface de la
dentine.

M. Magitot dit que le cône commence quelquefois sur
un point éloigné de la surface de la dent. Nous croyons
que le dessin donné par cet auteur peut s'expliquer par
ce que la section de la dent, dans le sens de la longueur,
n'a pas été faite à travers le centre de la carie, et n'a pas
atteint, par conséquent, le point où le travail morbide

(1) *Traité de la carie dentaire*, 8, 26.

s'est propagé de l'émail à la dentine. Les altérations déterminées par la carie dans la dentine peuvent s'être étendues latéralement d'une manière peu profonde, et avoir laissé intactes les couches les plus superficielles. Lorsque nous avons fait des coupes de dents à travers le centre de la carie, nous avons constamment observé que l'altération avait commencé à la surface de la dentine. Les cônes que nous venons de signaler ont été mentionnés et décrits par plusieurs auteurs, et notamment par MM. Tomes et Magitot. Toutefois, on a lieu d'être surpris que ces cônes n'aient pas été considérés comme le point de départ de la carie, mais bien plutôt comme le résultat d'une réaction organique qui précéderait la carie, et qui s'opposerait, autant que possible, à ses progrès.

D'après nos expériences faites sur un grand nombre de dents sectionnées dans tous les sens, nous ne saurions partager cette opinion. De même que pour Spence Bate (1), les cônes ne sont pour nous que le premier degré du travail de la carie dans la dentine.

Cela ressort déjà de leurs propriétés physiques : la couleur en est brunâtre, la consistance amoindrie, et la transparence plus grande.

Nous avons trouvé la *couleur brunâtre* dans tous les cônes, qu'il y ait eu ou non perte de substance à la surface de la dent. En parlant de l'émail, nous avons déjà fait observer que nous attribuions la couleur brunâtre à une décomposition des parties organiques de la dent.

---

(1) Voyez *Rapports des séances de la Société odontologique de Londres*, du 7 mars 1864, *British Journal of Dent. Sc.*

L'intensité de cette couleur diffère dans la dentine comme dans l'émail; elle est d'autant plus foncée, que la marche de la carie est plus lente, et la dureté de la dent plus grande. En règle générale, on peut dire que la coloration est diffuse; de temps en temps on trouve dans les canalicules dentaires de petites granulations de pigment qui y sont déposées en plus ou moins grande quantité. *La dureté de la substance, qui a acquis la forme conique,* varie également beaucoup. Quand il n'est encore survenu aucune destruction de substance, ni aucune cavité carieuse, cette dureté peut être, dans certaines circonstances, assez prononcée, surtout dans les couches profondes et dans les dents qui sont naturellement très-dures; par conséquent, dans les cas de caries dites sèches. Toutefois, on peut se convaincre suffisamment que, même dans cette forme de la carie, la consistance du cône, quelque forte qu'elle puisse être, sera constamment moindre que celle de la portion saine de la même dent.

Dans d'autres cas, au contraire, toute la substance qui constitue le cône est manifestement plus ramollie que la dentine à l'état normal; il est à remarquer que les couches profondes sont alors moins ramollies que celles de la surface. Cela a notamment lieu quand la carie a creusé une cavité; on trouve alors, parmi les couches les plus superficielles, toujours une couche ramollie de dentine qui est en voie d'entrer en complète dissolution. L'épaisseur de cette couche varie beaucoup dans la carie humide; elle est assez épaisse, et s'étend insensiblement aux parties les plus profondes du cône; dans les caries plus sèches, la couche ramollie de la surface a une épaisseur beaucoup moins grande, et quelquefois elle manque tout à fait.

Ces différences dépendent évidemment de la rapidité de l'évolution de la carie de la dentine. Si l'altération pathologique de la dentine qui a précédé sa décomposition a déterminé un ramollissement considérable de la substance, la carie fera naturellement des progrès plus rapides, et une couche épaisse de substance en décomposition est sur le point de se détacher à la surface. Mais si la dentine est très-dure et peu ramollie par le travail de la carie, la décomposition ne s'étend que lentement, et la substance détruite à la surface ne forme qu'une couche mince, quelquefois même elle semble ne pas exister.

L'*aspect transparent de la substance conique* prouve également qu'il s'agit du commencement du travail de la carie. Il est surtout facile à reconnaître sur des tranches minces qu'on détache sans peine de la substance cariée ramollie; ou, si celle-ci était trop dure, on pourrait toujours observer la transparence sur des sections usées à la pierre ponce. La couleur brunâtre ressort peu sur des préparations aussi minces; on ne la voit bien que lorsqu'elle est très-intense ; aussi MM. Tomes et Magitot n'y ont-ils pas attaché une valeur suffisante.

La dentine, en ce qui concerne la transparence, a des propriétés tout opposées à celles de l'émail. Tandis que l'émail est translucide à état normal, la dentine se présente avec une teinte opaque blanchâtre ou jaunâtre ; l'émail perd sa transparence par la carie, tandis que la dentine devient plus transparente et presque cartilagineuse.

Nous avons déjà fait remarquer, en traitant de la carie

de l'émail, que c'est à l'action des acides qu'il faut attribuer la perte de sa transparence. Nous aurons soin de démontrer plus loin que les acides produisent constamment ce même effet sur l'émail au dehors de la bouche, tout aussi bien que dans la bouche.

L'observation conduit aux mêmes résultats pour la dentine. Si à l'aide d'un acide, on décalcifie la dentine, elle devient transparente et acquiert l'aspect et la consistance du cartilage ; lorsque la dentine est incomplétement décalcifiée, elle ressemble, abstraction faite de sa couleur brunâtre, à certaines espèces de dentines altérées par la carie. Cependant, à un degré plus avancé de la maladie, la dentine cariée se distingue par moins de consistance, et, en outre, par des particularités de structure, attendu que l'action des acides seule ne suffit pas pour produire la carie.

Il ne saurait donc plus y avoir de doute pour nous ; la transparence des dents cariées doit être attribuée à la disparition des sels calcaires.

M. Tomes, et après lui M. Magitot, ont essayé d'expliquer autrement cette transparence. M. Tomes attribue la transparence de la dentine à la calcification des fibrilles qu'il a découvertes dans l'intérieur des canalicules dentaires. En effet, nous aussi nous avons pu constater trèssouvent, et notamment aux bords de la zone diaphane, dans la direction de la dentine encore saine, l'existence d'un nombre considérable de petites cavités et de granulations rangées les unes à côté des autres, formées par des sels calcaires, et placées dans l'intérieur des canalicules dentaires.

Toutefois, il est impossible que la transparence soit

due à la présence de ces concrétions. Et, d'abord, on ne les rencontre pas toujours, et lorsqu'elles existent, elles ne s'étendent pas à toute la substance transparente. La plupart du temps, elles ne se montrent que sous forme d'une zone assez mince, aux limites de la portion de dentine altérée par la maladie. Il est aisé de reconnaître, sur des coupes microscopiques, que la transparence n'existe pas seulement là où ces concrétions se manifestent, et que ces mêmes concrétions ne contribuent pas à l'aspect que ce tissu présente à l'œil nu. Ensuite, il est facile de démontrer à priori que ces concrétions ne sauraient en aucune manière déterminer la transparence des tissus. Elles ne pourraient le faire qu'en rendant le tissu plus homogène; c'est-à-dire que la matière déposée dans les canalicules devrait avoir le même indice de réfraction que la substance intermédiaire; les limites des canalicules deviendraient ainsi, sur les coupes, plus pâles et moins obscures. L'aspect opaque de la dentine à l'état normal dépend, au moins en partie, de sa structure; elle est composée de parties qui possèdent un indice de réfraction différent (les canalicules et la substance intertubulaire), et qui alternent régulièrement dans leur position. Mais les concrétions contenues dans les canalicules dentaires doivent plutôt produire un effet opposé; elles se distinguent, en effet, au microscope, par leurs contours foncés, ce qui prouve qu'elles ont un autre indice de réfraction que la substance environnante; elles sont, en outre, dispersées en petites parcelles, ce qui augmente l'inégalité dans la structure et amoindrit la transparence. Nous croyons devoir signaler ici l'opacité que produisent dans les tissus de petites gouttelettes de graisse, rangées les unes à côté des autres, et dont on connaît également la puissance de réfraction. Si, malgré cela, le tissu reste transparent, on ne saurait l'expliquer qu'en admettant que l'effet produit par la disparition des sels calcaires l'emporte de beaucoup, et ne puisse être sensiblement altéré par les légères inégalités du tissu.

Nous reviendrons, dans le courant de ce travail, sur l'origine des concrétions calcaires dans les canalicules, et sur les effets que MM. Tomes et Magitot ont cherché à attribuer à leur présence. Nous nous bornons, pour le moment, à déclarer que la transparence de la dentine cariée ne saurait aucunement leur être attribuée.

Il résulte de ce qui vient d'être dit, que les cônes, formés d'une substance brunâtre et plus diaphane, font partie intégrante dès le début du travail de la carie, et ne sauraient être considérés comme un état morbide particulier, et précédant la carie proprement dite. On se persuadera facilement de ce fait en examinant une grande quantité de coupes dentaires, car on pourra suivre et comparer ainsi les formes et les périodes différentes, depuis les dents dont les cônes sont durs, et où des doutes pourraient exister, jusqu'à celles dont les cônes sont formés par une substance bien distinctement ramollie et en voie de décomposition.

ALTÉRATIONS MICROSCOPIQUES DE LA DENTINE
DANS LA CARIE.

Les altérations microscopiques que subit la dentine pendant le travail de la carie sont d'une importance majeure pour résoudre les doutes qui existent sur la nature de cette maladie, et notamment pour savoir s'il y a ou non des actions organiques en cause. Nous avons établi ci-dessus (dans notre revue sur nos connaissances actuelles), que différents auteurs ont constaté, dans la dentine, l'existence d'altérations histologiques sur la nature desquelles, toutefois, ils sont loin d'être d'accord. Peut-être leur dissidence eût disparu, si l'on avait attaché plus d'importance à la manière dont le tissu se détruit. Nous distinguons, dans la carie dentaire, deux périodes qu'à la rigueur on ne saurait séparer d'une manière absolue : la *période préparatoire de décalcification et de ramollissement*, pendant laquelle on observe les changements microscopiques en question, et la *période de décomposition directe*. Jusqu'à présent, on était habitué à admettre, en général, que la dentine, privée de ses sels calcaires, arrivait à se dissoudre par un travail putride quelconque. Mais il n'est pas difficile de démontrer que l'influence du *Leptothrix* est très-grande dans ce travail de destruction, attendu qu'il pénètre très-profondément dans les fentes et les interstices de la dentine décalcifiée, qu'il réduit en petits débris. Il est également probable que ce même *Leptothrix* joue, par son extension, un rôle actif et direct dans l'absorption du tissu carié.

Nous démontrerons plus loin qu'une grande partie, sinon la totalité des altérations microscopiques observées dans la dentine cariée, doivent être attribuées à l'introduction des éléments de *Leptothrix* dans les canalicules dentaires, et, en partie, dans la substance intertubulaire.

Nous examinerons d'abord les *phénomènes qui carac-*

térisent la décomposition directe du tissu ; nous suivons, il est vrai, une voie tout opposée à celle que les altérations elles-mêmes ont prise. Toutefois, cela n'offre aucun inconvénient, car la connaissance de ces phénomènes est indispensable pour comprendre les changements qui précèdent la carie.

Si l'on examine la substance désorganisée qui recouvre la superficie d'une cavité cariée, et qui offre en outre une réaction acide, on est vraiment étonné de la quantité d'éléments de *Leptothrix* qu'on y trouve. Les couches superficielles, abstraction faite de quelques aliments, sont formées exclusivement par les masses granuleuses et par les filaments de *Leptothrix.* En les écartant, on arrive sur des couches qui possèdent déjà assez de consistance pour permettre de faire des coupes. Celles-ci, comme le montre la planche II, fig. 2, consistent en petits fragments irréguliers de dentine cariée et colorée en brun ; ils sont enveloppés et réunis par des amas de *Leptothrix*, surtout de *Leptothrix* granuleux. Dans des couches plus profondes, le volume de la dentine augmente, le *Leptothrix* diminue, de manière que la dentine forme ici la masse principale. On voit alors dans la partie cariée, colorée en brun, des fentes et des interstices irréguliers, remplis de *Leptothrix* et de filaments de *Leptothrix* (pl. II, fig. 1). On peut très-bien comparer cette disposition aux canaux et aux veines qui se montrent dan certaines pierres. Le *Leptothrix* diminue toujours en raison de la profondeur ; quelquefois, cependant, on le trouve à une profondeur notable, où il prend une direction parallèle aux canalicules dentaires. On reconnaît très-bien cette disposition sur des coupes de dents décalcifiées, ou sur des coupes usées à la pierre ponce. Les images qu'on obtient ainsi ne permettent pas de douter que les champignons, par le fait de leur extension, aient pénétré profondément dans la dentine, et ne se soient pas bornés à remplir seulement des cavités préexistantes. On ne trouve celles-ci nulle part, et nous prouverons plus tard que les petits canalicules dentaires constituent la voie principale par laquelle le *Leptothrix* pénètre dans les tissus dentaires.

On observe fréquemment sur les coupes des îlots qui sont remplis par la matière finement granuleuse du champignon (pl. II, fig. 6). L'origine de ces îlots s'explique facilement par la direction des coupes qui traversent un conduit rempli de *Leptothrix*, et qui, en conséquence, offrent l'image d'un îlot isolé. On y voit, en outre, d'autres conduits qui correspondent avec la superficie.

Jusqu'à ce jour, les observateurs se sont bornés à constater la présence du *Leptothrix* dans les cavités cariées de la dent, mais sans lui assigner aucune influence dans le travail de décomposition. Ils n'ont point fait attention à l'introduction du *Leptothrix* dans la substance ramollie de la dentine; et sa présence dans les cavités carieuses a été conséquemment considérée comme accidentelle et sans importance. D'après nos observations, nous ne saurions nous refuser à admettre que la prolifération de ce champignon joue un grand rôle dans la décomposition du tissu dentaire. Ce qui explique l'ignorance des auteurs sur ce point, c'est que l'on confondait les granulations végétales avec les matières organiques en décomposition, et que les éléments propres au *Leptothrix* passaient inaperçus. La réaction avec l'iode et les acides, qui donne une belle coloration violette, aussi bien en opérant sur les masses granuleuses que sur les filaments, ne laisse cependant aucun doute sur la nature du *Leptothrix* granuleux.

Les dessins et les explications de Klencke, sur la pénétration du *Protococcus dentalis* dans la dentine, ont une certaine analogie avec les images que nous venons de décrire ci-dessus. L'analogie, toutefois, ne se rapporte qu'au mode de pénétration des cellules, comme il les appelle, dans l'intérieur de la dentine. Sa figure 15 (1) pourrait laisser croire qu'il avait sous les yeux la même image que nous. Cependant, tout ce qui concerne, dans ces considérations et dans ces dessins, la forme, etc., de l'extension de ces plantes parasites, tout cela n'est, comme nous l'avons déjà fait observer, qu'une œuvre d'imagination.

L'opinion de Ficinius, qui fait apparaître à la surface de la dentine cariée une quantité considérable de vibrions, appelés par lui *denticolæ*, s'explique de la manière la plus simple, par la théorie de M. Hallier, si du moins elle est exacte. Pour cet auteur, les granulations du *Leptothrix* sont des spores arrivées à l'état de repos.

Dans nos recherches sur les dents cariées, nous avons vu, il est vrai, les masses granuleuses du *Leptothrix* stationnaires, et, proportion gardée, nous n'avons observé qu'une faible quantité de granulations en mouvement. Toutefois, nous croyons qu'il peut y avoir là de grandes variétés, et que, dans des circonstances données, on pourra rencontrer des masses considérables de

(1) *Loc. cit.*, S. 57.

spores dispersés et mouvants. Les observations de Ficinius deviendraient ainsi conformes aux nôtres, lors même qu'il faudrait considérer les infusoires présumés comme des spores disséminés de *Leptothrix* (1).

Passons maintenant à l'examen des altérations *qui surviennent dans la dentine avant la décomposition directe du tissu.* La dentine ramollie, de couleur brunâtre et d'une faible consistance, située sous une surface cariée, présente, abstraction faite des masses de *Leptothrix* qui y pénètrent, des altérations particulières dans les canalicules dentaires ; ces altérations deviennent, en général, de plus en plus sensibles à partir de la profondeur de la dentine jusqu'à sa surface. Il est facile de voir sur des coupes transversales *que les canalicules s'élargissent peu à peu, d'une manière considérable, grâce à l'accumulation dans leur intérieur d'une substance finement granuleuse.* Les canaux ainsi élargis présentent, pour la plupart, un double contour, invisible à l'état normal, ce qui indique que la lumière du canalicule est entourée de parois épaisses. L'épaisseur des parois varie, mais moins que le calibre des canaux. En prenant pour point de départ les parties demeurées saines, on peut observer sur des coupes le passage des canalicules den-

(1) Nous venons d'apprendre que M. Georges Pouchet avait émis une opinion analogue à la nôtre sur la nature des granulations de *Leptothrix ;* il les considère comme une des phases de développement de la plante. Cet auteur n'a pas observé de mouvements dans les granulations qui composent les masses granuleuses, et il en a conclu qu'elles sont toujours immobiles. Les mouvements que l'on a observés seraient provoqués par la présence de vibrions qui auraient pénétré dans la masse granuleuse. De nouvelles observations montreront s'il faut admettre l'opinion de M. Pouchet ou celle de M. Hallier, qui pense que les granulations de *Leptothrix,* *avant d'être à l'état de repos,* parcourent les liquides dans tous les sens, sous forme de spores mobiles.

taires sans paroi distincte, à ceux qui présentent des parois épaissies, et dont la dilatation va en croissant par le fait de l'accumulation de substances étrangères (voyez pl. II, fig. 2). Dans ce dernier cas, il peut encore exister une paroi distincte de la matière contenue dans les canaux ; toutefois, lorsque la dilatation est très-grande, il peut arriver que cette paroi cesse d'être bien visible. Enfin, si, dans d'autres cas, les canalicules ne sont que peu dilatés, tandis que les parois sont très-épaissies, on observe des anneaux assez grands, brillants et serrés les uns à côté des autres, qui ont une coloration d'un jaune brunâtre comme la substance interposée. Il faut une bien grande attention pour distingner le contenu granuleux d'avec la paroi qui offre un aspect brillant (voyez à l'aide d'un faible grossissement, pl. II, fig. 3, où les parois ne sont point visibles). Parfois la dilatation est portée si loin, que les canaux serrés les uns contre les autres, non-seulement se touchent par les bords mais s'aplatissent réciproquement ; on observe alors sur des coupes transversales des figures polygonales au lieu de figures circulaires.

A première vue, on serait disposé à croire que les canalicules s'oblitèrent peu à peu par l'épaississement successif des parois, selon l'opinion de M. Neumann (1), tandis que M. Tomes compare les canalicules dentaires, à parois épaissies, à des tuyaux de pipe, et n'admet pas, par conséquent, d'oblitération complète. Néanmoins, nous avons acquis la conviction que, dans tous les cas, la lumière des canalicules est augmentée et remplie d'une

____

(1) Voy. *loc. cit. Archives de clinique chirurgicale*, t. VI, p. 1.

masse qui ordinairement serait finement granuleuse, et quelquefois homogène, entourée de parois plus ou moins épaisses.

La principale raison qui a porté M. Neumann à croire à l'oblitération des canalicules par l'épaississement successif des parois, ce sont les images qu'on obtient en imprégnant là préparation de carmin. Les parois épaissies ne se laissent pas colorer par le carmin, tandis que la matière contenue dans l'intérieur des canalicules en est, parfois, assez fortement pénétrée, et se distingue ainsi des parois d'une manière très-nette. Quelquefois, cependant, le contenu se colore très-peu ; il est difficile alors de le distinguer de la paroi épaissie et brillante, ce qui donne à penser que le canal est complétement oblitéré ; mais un examen attentif fera constamment reconnaître le véritable état des choses. Les variétés les plus bizarres de coloration par le carmin se manifestent dans la substance intertubulaire. A l'état normal, cette substance se colore, faiblement il est vrai, par le carmin ; dans les parties cariées, au contraire, et surtout lorsque la coloration brune est fortement prononcée, cette substance résiste à la plus légère coloration, de manière que ces parties, y compris les canalicules dilatés dont le contenu reste également inaccessible à la coloration, tranchent par leur couleur jaunâtre sur les parties environnantes colorées en rouge. Dans d'autres circonstances, au contraire, cette même substance est susceptible de se colorer ; c'est le cas pour les préparations faites sur les couches superficielles, où la substance intertubulaire se montre parsemée de granulations très-fines. On dirait que la coloration brunâtre s'oppose à la coloration rouge du carmin, car on n'aperçoit pas cette dernière partout où la coloration en brun est fortement prononcée.

Nous ne saurions, en conséquence, accorder une grande importance à la coloration du carmin. Nous ne pouvons donc pas partager l'avis de M. Neumann, qui distingue deux espèces différentes d'altérations : 1° oblitération des canalicules par épaississement successif des parois; et 2° épaississement des fibrilles contenues dans les canalicules dentaires, et leur division en éléments cellulaires successifs.

Pour nous, nous attribuons toutes les altérations à une dilatation de plus en plus considérable des canalicules par la formation d'une substance finement granuleuse qui se laisse colorer plus ou moins fortement par le carmin, et *à un épaississement des parois de ces mêmes canaux.*

Sur les coupes longitudinales qui fournissent rarement des images aussi nettes que les coupes obliques, on voit souvent le contenu des canalicules dilatés, réduit à l'état de petits bâtonnets qui peuvent se séparer et laisser entre eux de petits intervalles. La dilatation des canalicules peut ainsi devenir assez considérable; mais on trouve déjà les petits bâtonnets dans les canaux faiblement agrandis, et, dans ce cas, le carmin les colore fortement en rouge (ils correspondent aux éléments cellulaires qui, d'après M. Neumann, proviennent de l'épaississement et de la division des fibrilles dentaires). Dans le cas où le contenu des canalicules ne se colore pas par le carmin et présente une coloration d'un brun jaunâtre aussi bien que la substance intermédiaire, on n'aperçoit, en général, les canalicules épaissis que d'une manière confuse sur les coupes longitudinales; on constate seulement que les canalicules dentaires sont mal limités et que leurs contours sont remplacés par des stries longitudinales peu prononcées.

Des images analogues, sous forme de bâtonnets, mais, en général, d'un diamètre moindre, et rebelles à l'action du carmin, dépendent de dépôts de sels calcaires dans les canalicules. Nous reviendrons plus loin sur ce sujet.

Comme l'a déjà fait observer M. Neumann, on arrive facilement à isoler les canalicules dentaires épaissis en les faisant macérer dans l'acide nitrique ou dans l'acide chlorhydrique, de même que cela a lieu pour les canalicules dentaires normaux (pl. II, fig. 5). Il n'est pas rare d'observer sur le même canalicule dentaire le passage des dimensions fines de l'état normal à un épaississement pathologique (fig. 5, *b*). Les canaux isolés présentent également des différences dans la coloration par le carmin, et l'on peut y reconnaître très-souvent la division du contenu en bâtonnets. Le contenu des canalicules dépasse souvent un peu leurs extrémités et se présente sous forme d'une proéminence à fines granulations, ou bien sous forme d'une gouttelette brillante et visqueuse : en général, l'extrémité des canalicules est alors amincie. On peut aussi quelquefois distinguer, à travers les parois, sur les canalicules isolés, le contenu composé de fines granulations.

Il est une autre particularité propre aux canalicules épaissis, qui consiste dans des dilatations variqueuses partielles, et dans les sinuosités qu'elles présentent : ceci contribue à les rendre susceptibles d'acquérir dans ces points une épaisseur relativement considérable.

Le diamètre moyen des canalicules épaissis d'une dent était de 0^{mm},003 à 0^{mm},006; quelques-uns présentaient un diamètre plus considérable, notamment aux points épaissis et variqueux; les canalicules normaux de la même dent n'offraient qu'un diamètre de 0^{mm},001 à 0^{mm},0015.

Pour émettre une opinion sur la nature des altérations qui viennent d'être mentionnées, il est de la plus haute importance de bien constater l'*état de la dentine dans la carie des dents naturelles de prothèse*.

La solution de cette question nous amènera à savoir si les altérations sont, en partie ou en totalité, de nature vitale ou non. M. Neumann a émis le même avis, car il a déclaré que son opinion cesserait d'être vraie, si l'on parvenait à constater dans la carie des dents naturelles de prothèse les mêmes altérations que dans les dents vivantes. C'est un fait connu depuis longtemps que les fausses dents provenant de l'homme ou faites avec l'ivoire de l'éléphant ou de l'hippopotame, se carient dans la bouche aussi bien que les dents naturelles. La carie s'établit même très-vite dans ces fausses dents, et commence ordinairement dans les points où les dents sont fixées sur des plaques, ou bien maintenues à l'aide de crochets. Ces endroits constituent, pour le développement des phénomènes morbides, des points de départ tout aussi favorables que les fentes de l'émail ou les interstices des dents.

Les partisans de la théorie chimique de la carie des dents ont, de tout temps, cité comme preuve de leur opinion la carie des dents naturelles de prothèse. Toutefois, on pouvait objecter qu'il ne s'agissait que d'une analogie extérieure entre la carie des dents de prothèse et la carie des dents vivantes, et qu'il pouvait exister peut-être, entre les deux caries, des différences histologiques essentielles : c'est là l'opinion de M. Neumann. Il trouva, notamment, en examinant une pointe d'ivoire enfoncée dans un os, et attaquée par la carie, que les changements caractéristiques de la dentine, tels qu'ils ont été décrits, manquaient complétement; il en conclut que la carie des dents artificielles d'ivoire pouvait fort bien se trouver dans le même cas. Nous avons remarqué, au contraire, en examinant plusieurs dents faites avec l'ivoire de l'hippopotame, ainsi que trois dents humaines, toutes placées artificiellement, et cariées dans la bouche, que les altérations microscopiques de la dentine, telles qu'elles ont été décrites, surviennent également dans les dents artificielles. Dans tous les cas, les canalicules étaient plus ou moins dilatés, quelquefois même ils l'étaient extraordinairement, et leur contenu se laissait, la plupart du temps, colorer par le carmin. C'étaient surtout des préparations faites avec des dents d'hippopotame sur lesquelles nous avons pu observer ces altérations d'une manière prononcée (pl. II, fig. 6). Les canaux isolés étaient, en partie, très-épaissis, et présentaient les varicosités que nous avons mentionnées; dans les points fortement dilatés, ces canaux atteignaient un diamètre de $0^{mm},009$; il y en avait même quelques-uns qui avaient jusqu'à $0^{mm},015$; leur contenu était finement granuleux et se colorait facilement par le carmin (pl. II, fig. 7). Il est vrai qu'on n'y trouvait pas les éléments en forme de bâtonnets; mais il est également prouvé qu'on ne les rencontre pas toujours da n la carie des dents vivantes.

Cependant nous avons eu l'occasion d'observer ces mêmes bâtonnets dans les canalicules des dents humaines à pivot cariées. Les bâtonnets ne forment donc point des éléments spéciaux, et la masse qui remplit les canalicules dilatés, et qui se laisse colorer par le carmin, ne doit pas être considérée comme une substance de nature différente. On ne voit pas dans les dents faites avec l'ivoire de l'hippopotame, les parois des canaux épaissies, comme on les observe dans les dents de prothèse humaines. En effet, les pièces préparées avec les dents humaines de prothèse n'offrent aucune différence avec les préparations provenant de dents naturelles.

Abstraction faite de ces considérations, il existe encore d'autres motifs pour combattre l'opinion de M. Neumann, qui admet un travail vital dans les altérations que nous venons de mentionner.

M. Neumann lui-même déclare que la transformation des fibrilles dentaires dépourvues de noyaux, en éléments cellulaires, rangés les uns à la suite des autres, lui paraît extraordinaire. De plus, s'il s'agissait de cellules, on devrait s'attendre avec raison à ne pas voir leurs dimensions varier entre des limites trop écartées. Eh bien, les bâtonnets s'observent déjà dans les canalicules qui ne dépassent que très-peu l'épaisseur normale, tout aussi bien que dans ceux qui ont acquis une dilatation considérable, et le volume des bâtonnets correspond à la dilatation des canalicules. De temps en temps, on voit le contenu des canalicules divisé en petits morceaux assez courts ; dans d'autres cas, on ne trouve de divisions que par-ci, par-là, à de grandes distances, ou bien elles manquent complétement sur une grande étendue. Il serait également permis de supposer que, par le fait d'une macération dans des acides minéraux, les cellules sont complétement détruites, et qu'il ne subsiste plus rien des bâtonnets. Mais il n'en est pas ainsi : les bâtonnets sont très-bien conservés, ce qui prouve qu'ils sont composés d'une matière plus résistante que la substance dont sont formées les cellules animales.

Nous profitons de cette circonstance pour faire observer que, dans les dents artificielles, la carie se propage également et de préférence le long des canalicules dentaires. Dans les dents humaines de prothèse que nous avons eues l'occasion d'examiner, la carie ne commençait pas à la surface naturelle, mais bien au niveau d'une surface taillée; aussi la formation d'un cône devenait impossible, attendu que celui-ci ne peut se produire que par la convergence des canalicules dentaires qui, de la surface, se portent dans la profondeur de la dent. Malgré cela, on pouvait reconnaître clairement que, dans les points où les canalicules dentaires étaient perpendiculaires à la surface, les altérations avaient pénétré bien plus profondément que là où les canalicules présentaient une direction parallèle à la surface.

Si, d'après ce qui vient d'être dit, les altérations mentionnées ne doivent pas leur origine à un travail vital, il s'agit de découvrir maintenant leur véritable nature. On pouvait penser, à priori, que ces altérations avaient été déterminées par les acides. Cependant on ne saurait prouver ce fait expérimentalement, et comme M. Tomes le dit fort bien, on ne réussit, en aucune manière, à imiter artificiellement la carie des dents. Les expériences de M. Magitot, dans lesquelles il est parvenu à produire des altérations profondes dans les dents soumises, pendant un temps très-long, à l'action d'acides dilués, ne sont nullement concluantes, attendu qu'elles ne sont appuyées sur aucun examen microscopique. En effet, l'examen au microscope est indispensable, parce que lui seul permet de constater les altérations caractéristiques de la carie.

En second lieu, il est possible que les éléments du *Leptothrix*, qui prennent une part essentielle à la destruction finale de la dentine cariée, occasionnent également les altérations des canalicules qui précèdent cette destruction. Cette opinion est seule capable d'expliquer les altérations des dents artificielles, et elle se trouve complétement confirmée par les faits ; car le contenu des canaux dilatés présente la même réaction violette que le *Leptothrix*. Sur des préparations où se trouvent, tout ensemble, des éléments de *Leptothrix* et des canaux épaissis, on obtient d'une manière égale la coloration violette, qui donne lieu à de très-belles images du contenu des canaux dilatés.

Il est inutile de faire observer que nous nous sommes assuré que jamais la dentine normale ne donne lieu à une pareille réaction ; l'iode et les acides ne la colorent qu'en jaune. La réaction est indépendante de la coloration du contenu des canalicules dentaires par le carmin. Sur les coupes transversales des canaux, les disques arrondis et brillants qui sont rebelles à la coloration du carmin, fournissent la réaction tout aussi bien que les canaux dilatés qui renferment une matière finement granuleuse, susceptible de prendre la coloration vive du carmin. On distingue alors très-bien, dans les premiers, le contenu d'avec les parois, et ce contenu a pris également un aspect finement granuleux.

La différence de coloration par le carmin n'établit donc aucune différence essentielle entre les petits canaux ; elle reconnaît peut-être pour cause, en partie du moins, un état de développement différent dans les spores du *Leptothrix*. On remarque, du moins, que les masses de *Leptothrix* prises à la surface de la langue et plus anciennes, à en juger par la forte adhésion de leurs éléments, se colorent moins bien par le carmin que les masses plus récentes dont les éléments se laissent facilement isoler.

L'iode seul colore les canaux en jaune ; il existe cependant des cas où la réaction violette a déjà lieu, en partie, par l'addition simple de l'iode ; les champignons placés à la surface se colorent généralement d'une manière plus vive. Les acides concentrés dans lesquels on place les dents pour les décalcifier paraissent rendre la réaction impossible ; c'est sans doute aussi pour cette raison que M. Neumann n'a obtenu aucune coloration violette sur ses pièces préparées avec des dents décalcifiées.

Il est donc hors de doute que les parties élémentaires du champignon pénètrent dans l'intérieur des canaux et s'y développent de manière à leur faire acquérir un diamètre relativement considérable. Il résulte du fait même de la dilatation des canaux que l'apparition du champignon n'est point fortuite, et que ce n'est pas par une action purement passive qu'il envahit les canaux. Il faut nécessairement qu'il y ait une prolifération des spores infiniment petites et innombrables du champignon pour déterminer la dilatation des canaux dentaires. Il est, en outre, très-important que les éléments du *Leptothrix* aient, selon toute vraisemblance, dans un certain stade, une mobilité propre en vertu de laquelle ils pénètrent facilement dans la profondeur des canaux. Du reste, nous n'avons rencontré dans les canaux que les masses granuleuses du *Leptothrix*, et jamais les filaments, qui ne paraissent se montrer qu'à la surface (1). Les filaments mous que M. Tomes a trouvés dans l'intérieur des canaux sont vraisemblablement trop tendres pour pouvoir s'opposer à l'introduction des éléments de *Leptothrix*, et paraissent, par ce fait, devoir être promptement détruits.

D'après les expériences actuellement acquises, on s'explique également la *formation des conduits et des fentes, remplis des masses granuleuses de Leptothrix, qui se trouvent dans les couches superficielles de la dentine cariée.* Ils proviennent de la dilatation, de plus en plus prononcée, de certains petits canaux ; sous l'influence de ce travail morbide, les parois et une partie du tissu environnant disparaissent complétement ; ce serait donc à tort qu'on voudrait en conclure l'introduction du cham-

---

(1) Les champignons décrits par MM. Wedl et Heider (voy. Wedl, *Sur un champignon développé dans la dentine* (*Comptes rendus de l'Académie de Vienne*, 1864, t. L, p. 171-193) n'ont, d'après la description donnée par ces auteurs, rien de commun avec le *Leptothrix*. Ils se développent dans l'espace de quelques jours dans le cément et la dentine des dents arrachées et saines, et placées dans de l'eau ordinaire. Les champignons en partant du cément pénètrent dans la dentine, au bout de dix jours, à une profondeur de $0^{mm},2 - 0^{mm},25$. Des parcelles de dentine, qui furent exposées à leur envahissement, étaient, après trois ou quatre semaines, percées comme un crible. Ces expériences viennent à l'appui des nôtres, attendu qu'elles prouvent que des champignons peuvent se développer dans le cément et dans la dentine, même lorsque ces tissus possèdent encore tous leurs sels calcaires.

pignon dans des fissures préexistantes. On peut en effet observer toutes les transitions entre les canaux dentaires fortement dilatés et les conduits remplis de *Leptothrix*, et assister ainsi au développement de ces conduits. Au début, ces derniers suivent toujours une direction parallèle aux canaux dentaires ; il se forme ensuite, sur certains points, de plus fortes dilatations (correspondant aux varicosités des canaux dilatés). Des conduits voisins peuvent se rencontrer sur ces points, et former des anastomoses entre eux. Par le développement incessant du *Leptothrix*, la dentine ramollie se décompose en parcelles irrégulières qui, vers la surface, deviennent de plus en plus petites et se trouvent séparées, ce qui complète la destruction du tissu.

On conçoit que la dilatation des canaux dentaires qui se trouvent dans le tissu placé immédiatement au-dessous de la surface cariée puisse être plus ou moins forte et n'atteigne pas constamment le plus haut degré de développement. Si dans certains canaux l'extension du *Leptothrix* est plus considérable, les parties intermédiaires peuvent être isolées et subir la décomposition, même lorsque les canaux n'ont subi qu'une extension modérée. Il est vrai que la décomposition de la substance peut également commencer à partir de la surface cariée, qui est constamment couverte d'une quantité prodigieuse de *Leptothrix*. Il arrive fréquemment que, dans les couches de la surface, le *Leptothrix* infiltre aussi toute la substance intertubulaire qui offre alors un aspect granuleux, et les contours des canaux deviennent ainsi très-confus ; dans ce cas, l'iode et les acides produisent sur tout le tissu une réaction violette.

L'épaississement des parois des canaux peut, il est vrai, avoir pour cause une action purement mécanique, par suite de la distension des canaux et de l'épaississement de la substance environnante qui en est une conséquence. Toutefois, nous devons faire observer qu'il nous est arrivé de trouver des parois semblables dans des cas où les canaux n'avaient été aucunement dilatés. Dans les cas où le travail de la carie ne faisait que commencer, on voyait une partie des canalicules modérément dilatés et remplis, comme d'ordinaire, de *Leptothrix*; d'autres canaux, au contraire, avaient un calibre normal, peut-être même étaient-ils un peu étroits, très-pâles, et entourés de parois luisantes; tandis que les parois des canaux dilatés étaient difficiles à distinguer. Nous ne sommes toutefois pas bien sûr que le phénomène soit analogue à celui qui préside à la dilatation des canaux. A l'aide de la macération dans l'acide chlorhydrique, les canaux se sont isolés facilement; ils présentaient leur délicatesse normale, tandis que là où les canaux étaient dilatés, les parois s'isolaient en même temps que les canaux : dans le premier cas, la paroi offrait évidemment une résistance moindre à l'action de l'acide que dans le dernier.

Pour M. Tomes, l'épaississement des parois dans la carie est le résultat de la régénération des contours des cellules organiques de la dentine. M. Neumann déclare, au contraire, que les parois dentaires s'épaississent aux dépens de la substance intercellulaire. Les auteurs expliquant différemment la manière dont la dentine se forme à l'aide de cellules dentaires, il est bien difficile de dire ce qu'il y a de vrai parmi des opinions si différentes.

L'opinion de M. Tomes est basée sur la supposition suivante : Pour cet auteur, les cellules dentaires se pénètrent de sels calcaires, sauf une partie intérieure qui
reste libre, et qui forme les canalicules dentaires avec
les fibrilles qui s'y trouvent. On voit en même temps se
former une certaine quantité de substance intercellulaire
qui s'imprègne, comme les cellules, de sels calcaires, et
se fusionne si bien avec elles, que leurs contours propres
disparaissent. M. Neumann, au contraire, considère toute
la substance intertubulaire comme le produit d'une sécrétion; quant aux cellules de la dentine, elles envoient des
prolongements très-déliés qui vont former les fibrilles
qu'on trouve dans les canalicules.

Quoi qu'il en soit, on est toujours à se demander comment la connexion des cellules fusionnées pourra être
dissoute, ou bien, si l'on préfère l'opinion de M. Neumann, d'où provient l'épaississement des parois dentaires. Nous avons déjà fait remarquer ci-dessus que les
acides ne donnaient point lieu à de pareilles altérations.

En résumé, il nous paraît toujours probable que
l'épaississement des parois des canaux dilatés se forme
mécaniquement, grâce à la compression de la substance
environnante. Ici, toutefois, nous sommes obligé de reconnaître qu'on trouve, dans quelques cas rares, il est
vrai, des parois épaissies sans que les canaux soient
dilatés ; et nous ne saurions en indiquer la cause. Peut-
être y a-t-il lieu de supposer une action chimique exercée
par les éléments du *Leptothrix* sur le tissu environnant.

Nous avons déjà fait observer que, pendant le travail
de la carie, il s'opère souvent des dépôts calcaires dans
l'intérieur des tubes dentaires, dépôts auxquels M. Tomes

et M. Magitot ont attribué une grande importance. Ils se présentent, en rangée simple ou multiple, sous la forme de petits bâtonnets plus ou moins longs, ou bien sous la forme de granulations cylindriques séparées les unes des autres. En les soumettant à l'action des acides, ils se dissolvent, et laissent, la plupart du temps, un résidu organique qui conserve la même forme.

De temps en temps, les masses de *Leptothrix* contenues dans les canaux dilatés sont également imprégnées de sels calcaires; mais bien plus souvent on rencontre les dépôts de sels calcaires dans les canaux non dilatés des couches profondes de la dentine altérée par la carie. On trouve également de temps en temps de petites granulations calcaires dans les espaces interglobulaires de la dentine. On les observe surtout sur des coupes de dents cariées dont l'altération n'est pas encore très-avancée. Ils se trouvent toujours, en ce cas, dans une zone qui entoure cette partie altérée de la dentine, dont les canalicules sont dilatés, et qui présente une coloration brune très-intense (voy. pl. I, la figure 4 qui représente une portion de la coupe dentaire, dessinée figure 3; on y voit que les dépôts calcaires ne commencent à se montrer qu'à une certaine profondeur de la surface). Si l'altération de la dentine ne fait que commencer, on rencontre quelquefois les dépôts calcaires dans la plus grande partie du cône.

Nous avons déjà démontré que la transparence de la dentine cariée ne saurait être attribuée à la présence de sels calcaires dans l'intérieur des canaux. Les dépôts calcaires devraient plutôt diminuer la transparence; et cependant, la zone qui les cache est plus transparente que dans l'état normal ; on ne peut donc l'attribuer qu'à la soustraction d'une partie des sels calcaires. Ces dépôts de sels calcaires dans l'intérieur des canalicules dentaires sont considérés par M. Tomes, et, après lui, par M. Magitot, comme le produit d'un travail vital. Mais, attendu que ces mêmes sels calcaires se trouvent également dans les dents artificielles, nous pouvons appliquer ici toutes les objections déjà faites contre le caractère vital des autres altérations que nous avons décrites.

Nous sommes bien plus porté à croire que ces dépôts calcaires se forment par un procédé purement chimique, c'est-à-dire par le résidu résultant de la solution de sels calcaires par le contact des acides.

Dans le travail de la carie, une partie des sels calcaires des dents se dissout toujours ; ces mêmes sels, ainsi dissous, doivent s'avancer par diffusion dans les canaux, vers la cavité de la pulpe ; là, en contact avec le liquide neutre ou alcalin qui remplit l'intérieur des canaux, ou qui pénètre les fibrilles dentaires, il se forme un précipité. Si l'on ajoute à une coupe de dentine saine, placée sur le porte-objet, un peu d'acide concentré, puis, peu de temps après, quelques gouttes d'eau, on voit tout aussitôt se former une grande quantité de cristaux en aiguilles, qui se placent les uns à côté des autres, sous forme de rosettes. Ces cristaux doivent être composés de phosphate de chaux. Dans des vases où nous avons conservé pendant quelque temps des dents cariées dans de l'eau légèrement acidulée, nous avons vu se former un précipité abondant de ces mêmes cristaux en ajoutant de l'eau au liquide acide. Les sels calcaires qui ont été dissous par des acides, sont précipités par la simple addition d'un liquide neutre, et bien plus encore par le mélange d'un liquide légèrement alcalin. Il est facile de comprendre dès lors pourquoi les dépôts calcaires se trouvent toujours à l'extrémité de cette partie de la dentine, qui est altérée par la carie ; et il n'est pas nécessaire d'admettre qu'ils se forment dans la cavité pulpeuse.

M. Tomes compare les dépôts calcaires qui se forment à l'extrémité de la dentine malade au travail de l'exfoliation dans les parties voisines d'une portion d'os nécrosé ou d'un tissu gangrené. Dans les deux cas, la réaction a lieu par les parties saines environnantes, avec cette différence, toutefois, que, dans le cas de carie dentaire, il n'y a point d'élimination des tissus malades.

M. Magitot, au contraire, croit que les dépôts calcaires proviennent de la partie pulpeuse ; celle-ci étant excitée donnerait lieu à une exsudation calcaire qui remplirait d'abord les canaux, de dehors en dedans, et qui, enfin, selon les circonstances, serait déposée, comme dentine de nouvelle formation, sur la surface intérieure de la cavité pulpeuse. Il est cependant d'une évidence absolue qu'on ne saurait identifier les dépôts calcaires dans l'intérieur des canaux aux nouvelles couches de dentine qui se font à la surface de la cavité pulpeuse ; ces formations, en effet, tirent leur origine, aussi bien que la dentine normale, des cellules dentaires de la pulpe. Si ces dépôts calcaires naissent de la pulpe, pourquoi sont-ils tout d'abord si éloignés de celle-ci, et pourquoi ne les trouve-t-on pas toujours aussi dans son voisinage immédiat ?

Au reste, toutes les explications de ce genre sont formellement réfutées par la formation des sels calcaires dans la carie des dents artificielles, et il est dès lors inutile de nous laisser entraîner à d'autres explications.

Des dépôts calcaires seront d'autant plus abondants que les progrès de la carie seront plus lents, et ils se développeront d'une manière particulière, lorsque la carie restera tout à fait stationnaire pendant un certain temps.

La protection que ces dépôts calcaires semblent fournir à la dentine ne saurait, en conséquence, être d'un grand poids. Aussitôt que la carie fait de nouveaux progrès, ils sont dissous, et, probablement, avec plus de facilité que les sels calcaires normaux de la dentine. De ce que les dépôts calcaires se manifestent plus particulièrement lorsque la marche de la carie est lente, on a conclu qu'ils s'opposaient aux progrès du travail morbide ; tandis que, d'après notre manière de voir, la marche lente de la carie a, au contraire, pour effet la formation des dépôts calcaires.

Il nous reste encore à examiner *si les phénomènes que nous venons de décrire, et qui se rapportent à l'action des acides et du Leptothrix sont les seuls qu'on ait à observer dans la carie de la dentine, et si, d'après cela, nous sommes autorisé à nier toute intervention d'un travail vital.* Quoique nous ayons démontré que toutes les altérations décrites jusqu'ici ne sauraient avoir pour base une action vitale quelconque, nous ne sommes pas porté, à priori, à la repousser comme impossible.

On ne saurait douter d'une certaine action vitale dans un tissu organique comme la dentine, même lorsqu'elle est arrivée à son entier développement, quand même ces propriétés vitales ne seraient que peu prononcées.

On pourrait très-bien concevoir que les fibrilles délicates qui, d'après la découverte de M. Tomes, remplissent l'intérieur des canaux, et président vraisemblablement aux phénomènes de la nutrition dans la dentine, vinssent à s'altérer par une excitation anormale et à s'épaissir comme les éléments cellulaires irrités ou enflammés, et produisissent, en se divisant, de nouveaux éléments, comme M. Neumann l'a établi.

Il est évident qu'il faudrait constater des altérations de cette nature dès le début du travail morbide, et avant que les éléments du *Leptothrix* eussent pénétré dans les canaux dentaires et y eussent détruit les fibrilles qui s'y trouvent.

Nous avons établi ci-dessus que les premières altérations se manifestent dans la dentine, lorsque l'émail est carié dans toute son épaisseur, sans même qu'il y ait la moindre perte de substance à la surface de la dent. Comme le *Leptothrix* est obligé de traverser l'émail pour arriver à la dentine, et que nous n'avons trouvé aucun élément de *Leptothrix* dans nos recherches sur l'émail carié, aussi longtemps que la carie n'avait point atteint la surface, on devait s'attendre à observer, à ce premier degré de la maladie, des altérations isolées de la dentine, et complétement étrangères à l'action du *Leptothrix*.

A l'œil nu, la dentine offre à cette époque de la maladie le même aspect brunâtre que plus tard; on remarque aussi que sa consistance n'est sensiblement diminuée qu'à la surface, dans le voisinage de l'émail, et seulement dans une couche très-mince; la dureté s'accroît rapidement en avançant vers les parties profondes. **Dans la plupart des cas, nous n'avons trouvé, à ce degré de la carie, aucune altération des canaux;** leur dilatation était normale, et ils ne se distinguaient que rarement de la substance intermédiaire par des contours moins prononcés. En conséquence, cette dentine ne donne lieu à aucune réaction qui indique la présence du *Leptothrix.*

Toutefois, exceptionnellement, on trouvait dans les couches superficielles, des altérations semblables à celles que nous avons décrites ci-dessus, mais elles étaient beaucoup moins développées. Quelquefois les canaux étaient peu dilatés, et leurs parois étaient épaissies en certains points. Dans le petit nombre de cas où nous avons eu l'occasion de constater ce résultat, nous n'avons pu obtenir aucune réaction capable d'indiquer la présence du champignon ; toutefois, cela ne saurait prouver l'absence du *Leptothrix*, attendu qu'il nous arrivait alors d'employer des acides trop forts, et que nous manquions ainsi la réaction, même lorsque la présence des champignons était certaine. Comme les altérations n'existaient que dans une couche très-mince, sous la surface de la dentine, la substance capable de donner la réaction n'était qu'en très-petite quantité. Nous pensons cependant, vu la grande identité des phénomènes qui s'offrent dans ce cas, avec ceux que détermine l'introduction du *Leptothrix* dans les canaux, qu'ils dépendent également de la même cause. Il est vrai que nous n'avons pas réussi à constater la présence du *Leptothrix* dans la substance même de l'émail ; mais la surface de l'émail était couverte, comme d'ordinaire, d'une masse granuleuse de

Leptothrix. Il est possible, toutefois, que par suite de l'extrême finesse des éléments du champignon, nous n'ayons pu voir dans l'émail des fentes très-délicates que des champignons auraient pu traverser pour arriver à la dentine, et s'y développer comme sur un terrain plus favorable. Ce point cependant comporterait encore d'autres observations.

Dans tous les cas, il résulte de tout cela que l'introduction du champignon dans la dentine n'a pas lieu pendant la première évolution de la carie; à cette époque de la maladie, on ne remarque que la perte des sels calcaires et la décomposition des substances organiques : d'où diminution de la consistance, aspect transparent, coloration brunâtre.

A ce degré, l'examen histologique ne permet de constater dans la structure de la dentine, aucun changement remarquable. Nous ne pouvons pas dire qu'il y ait déjà, dans cette période de la maladie, des dépôts calcaires dans les canaux, attendu que nous n'avons pas porté une attention suffisante sur ce point ; toutefois ces dépôts peuvent se former de bonne heure dans le moment même où aucune altération remarquable de la dent ne s'est encore manifestée.

Nous concluons de ce qui vient d'être dit qu'il n'existe, jusqu'à ce jour, aucune observation qui nous autorise à admettre, dans la carie des dents, une réaction active de la part de la dentine, comme le serait, par exemple, une inflammation ; nous soutenons que la carie des dents ne provient pas de pareilles causes, bien qu'il soit impossible de nier avec certitude qu'il existe de légères altérations histologiques de la dentine, observées au début de

la maladie, et qui ne sont point dues à l'action du *Leptothrix*.

Nous croyons devoir ajouter que, dans la *destruction
du cément* par la carie, quand elle a son siége au collet
de la dent, le *Leptothrix* agit également.

Nous avons vu, dans des cas de ce genre, les masses
granuleuses du champignon s'enfoncer dans les fentes et
les excavations du cément de la même manière qu'on
l'observe à la surface de la dentine. Il nous a été impossible de constater une altération particulière dans les
corpuscules osseux ; de plus, il manquait tout indice qui
pût faire soupçonner un état inflammatoire de ces éléments. Comme le nombre des cas de carie que nous avons
observés sur le cément est assez faible, nous ne saurions
en tirer des conséquences générales, quant à l'absence
d'altérations inflammatoires. Ces altérations, du reste,
ne seraient point étonnantes, attendu que les causes d'irritation du périoste de la racine de la dent, ainsi que la
production de substance cémenteuse de nouvelle formation, peuvent être considérées comme une conséquence
ordinaire de la carie dentaire.

III

Considérations sur la marche et les symptômes de la carie des dents.

Après avoir décrit les altérations anatomo-pathologiques qui se manifestent dans la carie de l'émail et de la dentine, nous allons définir encore, en peu de mots, les variétés de la marche, des symptômes, etc., de cette affection, pour montrer par là que ces variétés sont complétement expliquées par les résultats de nos recherches.

En ce qui concerne, d'abord, les *différentes variétés* du début de la carie, on leur a donné un nombre considérable de dénominations ; nous sommes obligé de reconnaître que nous n'y avons pas trouvé de différences essentielles, et nous croyons qu'elles peuvent toutes s'expliquer par une durée plus ou moins grande, par la résistance variable du tissu dentaire, et par les altérations plus ou moins étendues qui existent, dès le début, dans l'émail. Nous avons déjà fait observer qu'on peut distinguer une forme de carie *qui se propage plus vers la surface*, et une autre dont le caractère est de se porter vers les *parties profondes ;* ces deux formes n'offrent d'ailleurs aucune différence essentielle. La carie dite *carie sèche* n'est, à proprement parler, que le premier degré du travail de la carie, lorsque la dentine n'est encore qu'incomplétement décalcifiée, qu'aucun élément de *Leptothrix* n'y a pénétré, et que nulle altération ne s'est manifestée à la surface. Alors, l'émail, aussi bien que la dentine se transforme, par action mécanique, en une masse assez fine, dure, pulvérulente; tandis que dans la carie dite *fibrillaire*, la substance de la dentine, beaucoup plus molle, comme cartilagineuse, paraît être composée de filaments très- fins (cette texture filamenteuse dépend de la forte dilatation des canaux dentaires).

La dent restera d'autant plus longtemps à l'état de carie sèche, qu'elle offrira, par sa dureté, plus de résistance à l'invasion de la maladie; de manière que la carie fibrillaire ou humide ne s'y établira peut-être jamais; la substance cariée se distingue alors par une coloration très-foncée.

Lorsque la carie, au contraire, fait de rapides progrès dans une dent de peu de résistance, il peut arriver que la destruction suive promptement les altérations préparatoires. Dans ce cas, la carie sèche peut passer inaperçue ou n'être observée que peu de temps; la coloration brunâtre sera également très-faible. L'émail et la dentine se transforment en une masse molle, blanchâtre, pulpeuse, et la dent arrive promptement à sa destruction totale.

On distingue *une forme de carie toute particulière qui est celle du collet des dents.* Elle attaque presque toujours, et en même temps, toutes les dents de devant, et plus particulièrement celles de la mâchoire inférieure; elle forme ainsi au collet des dents comme une gouttière continue. Cette gouttière est souvent si prononcée et si polie, qu'on la dirait creusée avec une lime. Le plus souvent il n'y a que les dents incisives et les dents canines qui soient attaquées; quelquefois, cependant, cette carie s'étend à toutes les dents d'une mâchoire;

mais les incisives et les canines sont toujours plus fortement attaquées que les dents molaires.

Très-souvent, les gouttières qui existent le long des collets des dents, sont d'une couleur normale blanche et entièrement unies, comme si elles étaient polies; dans d'autres cas, au contraire, la surface des gouttières est unie, à la vérité, mais elle a la couleur brunâtre de la carie. Nous avons eu occasion d'examiner anatomiquement deux dents de ce genre. Sur une coupe faite dans le sens longitudinal, nous avons observé qu'il n'y avait, à partir de la gouttière, qu'une trace assez faible d'un cône brunâtre se dirigeant vers la cavité pulpeuse; pour cette raison, les altérations qui précèdent la carie de la dentine ne s'étendaient qu'à une faible profondeur et étaient très-peu prononcées. La dureté de la dentine était à peu près normale; il n'y avait, immédiatement au-dessous de la surface, qu'une couleur brunâtre un peu plus foncée; la dureté était un peu plus faible. Au microscope, on observait dans cette couche superficielle, comme d'ordinaire, les canaux dentaires remplis de *Leptothrix*. La surface était unie, et il était impossible d'y constater une couche évidemment ramollie. L'émail manquait depuis longtemps dans la plus grande partie de la gouttière; on remarquait seulement sur le côté d'une dent que la gouttière, en devenant de moins en moins profonde, se continuait par un petit espace d'émail carié de coloration brunâtre. Sur l'autre dent, la gouttière s'arrêtait brusquement des deux côtés ainsi qu'en haut et en bas; sur une coupe verticale, elle se présentait sous la forme d'un triangle dont la base était tournée en dehors, et le sommet vers la cavité de la pulpe; du côté inférieur de ce triangle partait encore un cône brunâtre dirigé vers la cavité pulpeuse. Sur la surface intérieure de la cavité pulpeuse, à l'endroit correspondant à la gouttière placée à l'extérieur, se trouvait, à l'extrémité du cône brunâtre, une saillie formée de substance dentaire de nouvelle formation, qui avait pénétré assez profondément dans la cavité de la pulpe.

Dans cette observation, il s'agissait donc d'une carie à marche très-lente, mais qui avait, néanmoins, tous les caractères essentiels de cette affection. L'altération de la surface devait marcher si lentement que les parties détériorées étaient entraînées au fur et à mesure, et on conservait la surface constamment unie, en la nettoyant et en la brossant. Le poli de la surface est quelquefois assez grand pour laisser supposer qu'il doit avoir été déterminé par le frottement d'une dent ; cela est cependant impossible pour le collet, par suite de la position des dents. Pour expliquer, en conséquence, le poli de la surface, nous ne pouvons invoquer que l'action des brosses et le frottement des lèvres et de la langue. Reste cependant à savoir si ces gouttières, à surface polie, doivent être considérées comme stationnaires, ainsi que le pensent beaucoup d'auteurs. Il y a des cas où les dents conservent toujours une surface blanche également polie et dans lesquelles, néanmoins, l'affection fait des progrès incessants, mais d'une manière si lente, qu'il s'écoule souvent des années avant que la carie ne soit plus séparée de la cavité pulpeuse que par une couche très-mince. L'affection arrivée à ce degré finit par mettre le canal dentaire à nu, et la dent se casse, alors, volontiers, à cet endroit. Sans doute, les progrès de la carie peuvent être retardés par une substance dentaire de nouvelle formation déposée sur la surface intérieure du canal dentaire, autrement on verrait, et surtout aux dents incisives, cette couche mince de la dentine se détruire beaucoup plus tôt, et le canal serait mis à nu.

Si l'on considère des faits de ce genre, faits isolés, on se sent peu disposé à prendre les phénomènes qui s'y rapportent pour les symptômes d'une véritable carie ; mais par l'analogie avec d'autres faits où la nature de la carie est démontrée, on arrive à admettre également pour ces cas exceptionnels, qu'il s'agit d'une carie à marche très-lente, qui peut être, pour un certain temps, réellement stationnaire, et faire plus tard de nouveaux progrès sous l'influence d'une cause favorable.

Toutefois, on ne saurait émettre que tous les cas de carie du collet aient cette évolution lente ; il y a des cas où la marche est absolument la même que dans la carie ordinaire.

Ce qui donne lieu, paraît-il, à la naissance de cette carie, c'est la dénudation du col par l'absence de la gencive. Sur la surface un peu rugueuse du cément, des mucosités altérées et des restes d'aliments ont plus de facilité à se déposer, et ces mêmes agents placés entre les gencives et le col de la dent, sont moins faciles à écarter. Il peut donc arriver, dans ces cas où les causes nuisibles sont faibles, ou bien les dents d'une résistance particulière, que ce soit justement le collet de la dent qui soit altéré de préférence.

Dans quelques cas très-rares, on observe une usure toute particulière des dents incisives et des dents canines, attaquant aussi bien l'émail que la dentine, et qui montre sa plus grande intensité sur les dents médianes; alors, quand la bouche est fermée, les tranchants des dents forment des arcs qui se regardent par leur concavité et offrent entre eux un intervalle longitudinal. Le défaut d'observations suffisantes nous met dans l'impossibilité de dire si ces phénomènes morbides appartiennent, ou non, à la carie; la forme de l'usure ne permet pas qu'on l'attribue à une action mécanique.

CARIE STATIONNAIRE.

Dans ce qu'on appelle carie stationnaire, il ne s'agit souvent que d'une carie dite carie sèche, dont la marche est très-lente, ou qui se distingue par des temps d'arrêt plus ou moins longs. Il existe, cependant, des cas où la carie reste réellement stationnaire; mais cela ne peut avoir lieu que pour les dents d'une grande résistance, et lorsque la carie a une marche très-lente. Il faut, toutefois, distinguer les différents stades de la carie, dans laquelle elle devient stationnaire.

Dans la carie sèche, lorsqu'il n'existe encore aucune altération à la surface, il semble que la carie puisse facilement devenir stationnaire. Cela se comprend, attendu qu'il suffit de supprimer l'action des acides, la dent ayant encore suffisamment de dureté pour qu'on puisse s'en servir, et étant libre encore de toute invasion de *Leptothrix*.

Néanmoins, il peut arriver quelquefois, lorsque la carie est déjà parvenue à un degré où la plus grande partie de l'émail et une couche superficielle de la dentine sont détruites, que la maladie devienne stationnaire.

Cela s'observe sur les dents molaires dont les dépressions sont incomplétement pourvues d'émail, et qui offrent des défauts à leur surface. Dans ces cas, on voit ordinairement, dès le début de la maladie, une grande partie de la surface de l'émail atteinte par la carie; la dentine peut alors être saine et présenter une grande résistance. Tandis que l'émail est ainsi rapidement détruit jusqu'à la surface de la dentine, le ramollissement de cette dernière couche, et la perte de ses sels calcaires ne se sont étendus qu'à une faible profondeur, et n'ont atteint qu'un léger degré. Le rapport qui existe entre la rapidité de la destruction de l'émail et de celle de la dentine est donc, dans de pareils cas, l'inverse de ce qu'il est à l'état normal. Quand la carie a atteint la surface de la dentine, ce qui, par suite de la structure défectueuse de l'émail, a lieu en même temps, sur la plus grande partie de la surface, la dentine n'est que faiblement ramollie, et à une très-petite profondeur. Les couches les plus superficielles de la dentine sont éliminées; et, par le fait d'un frottement qui s'établit à la surface unie, le travail de la carie est arrêté; la surface devient de plus en plus polie, et offre moins de prise à l'accumulation des mucosités et des restes d'aliments en voie de fermentation acide; finalement il résulte de tout cela un état stationnaire. La dent présente une surface polie, mais à coloration brunâtre, comme pour attester que la substance qui est à la surface a été le siége de la carie.

Les considérations présentées par M. Tomes et M. Magitot sur la cause qui détermine l'état stationnaire de la carie se fondent sur la présence de dépôts calcaires dans les petits canaux dentaires. D'après nos explications, les sels calcaires déposés dans les canaux auraient la vertu d'arrêter le travail de la carie, et de donner à la dentine déjà ramollie une dureté plus grande. Néanmoins, comme la formation de ces dépôts calcaires ne peut être attribuée à un travail vital, nous sommes amenés à croire que ces sels sont secondaires, et qu'ils ne deviennent abondants que quand, par suite d'une cause quelconque, l'action des acides a cessé ; alors, les sels calcaires qui existaient à l'état de solution, sont précipités.

Nous ne croyons pas, non plus, que la dentine puisse redevenir plus dure dans la carie stationnaire ; nous exceptons peut-être la surface, où des moyens mécaniques, tels que le frottement et la pression, produisent peut-être une légère condensation. Il suffit, pour expliquer les faits, d'admettre que la dentine n'avait pas encore perdu sa dureté normale, ou bien qu'elle ne l'avait perdue qu'à un très-faible degré.

Dans ces cas de carie lente et stationnaire, on constate aussi très-souvent la formation de dentine nouvelle à la surface interne de la cavité dentaire ; on peut expliquer ce phénomène par le fait d'une longue irritation que le travail pathologique de la carie exerce sur la pulpe. Elle contribue beaucoup, dans des circonstances données, à la conservation de la dent.

Lorsque la carie est plus avancée, il se forme dans la dentine des cavités le plus souvent arrondies qui communiquent d'ordinaire avec la surface de la dent, par un trou plus ou moins grand, ou bien le travail morbide occasionne des pertes de substance plus étendues et sans profondeur. Peu à peu, la désorganisation atteint la cavité pulpeuse ; la pulpe est mise à découvert sur un petit point, et il s'établit très-souvent, à la suite de son irritation, des inflammations successives qui se terminent par la destruction de la pulpe.

On a observé que la carie d'une dent prend une marche beaucoup plus rapide lorsque la pulpe est détruite, et on a voulu tirer de cela la preuve qu'aussi longtemps que la pulpe jouit de ses propriétés vitales, elle contribue à la conservation de la dent, tandis que le contraire arrive, aussitôt qu'elle cesse d'exister.

Mais les progrès plus rapides que fait la carie après la destruction de la pulpe, s'expliquent parce qu'il existe alors une bien plus grande surface exposée à l'action de la carie, attendu que désormais la destruction s'opère dans tous les sens en partant non-seulement de la cavité ancienne, mais aussi de la cavité pulpeuse qui y correspond. Il n'est donc pas nécessaire d'attribuer à la pulpe une action conservatrice pour la dent, en exceptant, toutefois, la dentine de nouvelle formation, qui naît de la pulpe et qui protége réellement la dent.

Pendant que la carie continue à faire ses ravages, les parois de la cavité, qui sont formées par les côtés de la couronne, se rompent, de sorte que la dent se trouve détruite jusqu'au niveau des racines. A partir de ce moment, on voit, dans la plupart des cas, la carie prendre de nouveau une marche plus lente ; de manière que les racines qui sont restées peuvent se conserver longtemps dans les alvéoles. Il est possible que le frottement continuel qui doit avoir lieu en soit la cause, en partie du moins, ce frottement s'opposant aux progrès du mal sur une surface plus polie. Une deuxième raison qui nous paraît plus importante encore, c'est celle qui dérive de la direction des petits canaux dentaires. Les petits canaux se dirigent, à la surface des dents, plus ou moins verticalement vers l'extérieur, de manière que, prenant cette partie pour point de départ, la carie peut se propager facilement dans la profondeur, en suivant la direction des canaux.

Les petits canaux ont, au contraire, au commencement de la surface des racines, une direction oblique et parallèle à cette surface. Donc, lorsque la dent est cariée jusqu'à la racine, la direction des canaux ne favorise plus l'introduction des acides et des éléments du *Leptothrix* vers les parties profondes, c'est ce qui explique la marche plus lente de la carie arrivée à ce degré. On peut expliquer par la même raison pourquoi l'on ne voit jamais la carie se développer aux parois d'un canal artificiellement percé au collet des dents (opération d'Huilien); les petits canaux dentaires, en suivant une direction parallèle à celle des parois du canal artificiel, peuvent également, dans ce cas, empêcher l'introduc-tion d'éléments nuisibles.

La *sensibilité de la dentine cariée* peut être occasionnée par une irritabilité plus grande de la pulpe. Il est, toutefois, difficile de s'expliquer pourquoi très-souvent les couches superficielles de la dentine sont plus sensibles que les couches profondes : cette considération paraît être pour M. Tomes d'un grand poids. On observe, en effet, très-souvent, que le moindre attouchement réveille des douleurs très vives dans la dentine cariée, à une époque où la cavité pulpeuse est encore loin d'être atteinte; l'enlèvement des couches superficielles de la dentine cariée occasionne alors des douleurs excessives ; mais aussitôt que la couche superficielle est enlevée, on voit la sensibilité diminuer beaucoup dans les couches suivantes. La plus grande sensibilité existe ordinairement à l'extrémité, entre l'émail et la dentine ; on remarque cela surtout pour les dents incisives, près de leur angle aigu, là où la surface antérieure se confond avec la surface postérieure. M. Tomes a conclu de ces faits que la dentine elle-même était douée de sensibilité, et que cette sensibilité n'était pas due, exclusivement du moins, au contact de la pulpe nerveuse. Il croit que cette sensibilité est déterminée par les fibrilles molles qu'il a découvertes dans l'intérieur des canalicules dentaires ; il ne les considère pas comme de vraies fibrilles nerveuses ; il pense qu'elles peuvent être des agents de sensibilité. Mais cette opinion ne saurait être conciliée avec l'état actuel de la physiologie ; ou bien les fibrilles de M. Tomes sont vraiment douées de sensibilité, et alors ce sont de véritables fibrilles nerveuses ; ou bien ces fibrilles ne sont point de nature nerveuse, et alors elles ne sauraient transmettre la sensibilité, attendu que cette fonction se rattache essentiellement à la nature des nerfs. Mais tout s'oppose à considérer ces fibrilles comme nerveuses, et, avant tout, leur origine ; elles sont les prolongements des cellules de la dentine ; ce qui établit leur analogie avec les ramifications des ostéoplastes ou des cellules plasmatiques de la cornée. On n'a point trouvé de nerfs dans la dentine, et en l'absence de toute preuve anatomique, il ne faudrait pas trop se hâter d'attribuer de la sensibilité à la dentine.

Assurément, les faits que nous avons énoncés s'expli-
queraient facilement si la dentine avait une sensibilité
propre, parce qu'alors certaines parties malades pourraient acquérir plus de sensibilité que d'autres ; et cependant, cette sensibilité même s'expliquerait peut-être par
une direction déterminée des canalicules, ou bien par une
dilatation plus considérable à la surface, qui serait plus
accessible aux actions mécaniques, et les transmettrait
à la cavité pulpeuse. Des expériences, dont le but serait de
rechercher la rapidité avec laquelle les plus légers attou-
chements sont suivis de douleurs, donneraient, peut-être,
de nouveaux éclaircissements sur ce sujet. Mais tant
qu'on n'aura pas pu découvrir de nerfs dans la dentine,
et que l'expérience clinique n'aura point fourni de faits
bien authentiques, on se sentira bien plus porté à attribuer
la sensibilité à la pulpe irritée qu'à la dentine elle-
même.

IV

Causes de la carie.

Il résulte de ce qui précède que *deux phénomènes
principaux* se manifestent dans la formation de la carie
dentaire, savoir : l'*action des acides* et le *développement
rapide d'une plante parasite*, le *Leptothrix buccalis*. Dans
le chapitre suivant, nous aurons à examiner avec plus de
détail le mode suivant lequel procèdent ces agents, et les
conditions de leur apparition.

L'action des éléments nuisibles est favorisée par des circonstances prédisposantes qui consistent, pour la plupart, dans la structure et dans le développement incomplets des tissus dentaires. L'influence exercée sur la formation de la carie par des anomalies constitutionnelles et par certaines maladies coexistantes, peut se rapporter principalement à deux circonstances : d'abord, on remarque très-souvent des troubles dans le développement des dents pendant la durée de certaines maladies, ou lorsqu'il existe des anomalies constitutionnelles ; le tissu des dents est, dans ces cas, incomplétement formé, et moins propre à résister à l'action d'agents nuisibles ; ensuite, des altérations locales de la cavité buccale peuvent favoriser la formation des acides, ainsi que celle de la plante parasite, le *Leptothrix ;* de même beaucoup de maladies de la bouche et certaines digestions font naître dans la cavité buccale un travail anormal de fermentation qui est accompagné d'une formation plus abondante d'acides, et qui favorise la production des champignons. Les progrès de la carie sont également favorisés lorsque, par suite d'une maladie ou d'une cause quelconque, la salive est sécrétée en trop petite quantité, ce qui empêche les acides de se neutraliser ou de se délayer.

I. Causes prédisposantes de la carie dues à la forme
et à la structure des dents.

Nous avons d'abord à examiner le développement incomplet des tissus dentaires, surtout de l'émail et de la dentine ; c'est là une des causes prédisposantes de la plus grande importance.

En ce qui concerne les anomalies congénitales de l'émail, on peut les distinguer en anomalies quantitatives et en anomalies qualitatives.

Les anomalies quantitatives se manifestent sous des formes bien diverses : la surface de l'émail est irrégulière, présente des inégalités et des dépressions plus ou moins développées, qui sont, ou peu nombreuses, ou répandues sur toute la surface de la couronne. Les Anglais désignent ces dents sous le nom de *honey combed teeth* (ayant l'aspect d'un rayon de miel). Dans d'autres cas, on voit le rebord tranchant des dents incisives dentelé, ce qui leur donne souvent une forme conique, qui a pour cause, ainsi que les dentelures, des défectuosités de l'émail ; ou bien les dents présentent un ou plusieurs sillons obliques qui les traversent parallèlement. On a l'habitude de désigner ces altérations qui se manifestent en même temps sur plusieurs dents sous le nom d'érosion des dents, et, cependant, ce n'est encore qu'un développement incomplet de l'émail, qui n'a de l'érosion que la forme. Quelquefois, enfin, l'émail manque complétement sur une partie plus ou moins étendue de la couronne.

On conçoit que les anomalies qui viennent d'être décrites doivent être toutes favorables à l'explosion de la carie, attendu que les agents de nature nuisible déposés dans les cavités et les anfractuosités de la dent peuvent étendre leur action sans obstacle, et bien mieux que sur une surface polie. Les fissures de l'émail, qui sont déterminées par des changements brusques de température, peuvent exercer la même influence. On a élevé des doutes sur la possibilité de voir des fissures de l'émail

produites par des changements subits de température.
Mais ces fêlures sont assez fréquentes; dans beaucoup
de cas, on voit l'émail de la plupart des dents, et même
de toutes les dents, couvert de fissures dans toutes les
directions. Le plus souvent, elles proviennent certaine-
ment d'un changement brusque de température; peut-
être sont-elles dues, quelquefois, à une action trauma-
tique. Du reste, nous nous sommes convaincu directement
de l'influence de la première de ces causes, en plongeant
alternativement des dents dans l'eau chaude, d'une température à peu près égale à celle de mets chauds, et dans
de l'eau à la glace. Il paraît, toutefois, que les fissures ont
moins d'influence sur la formation de la carie que les
défectuosités de l'émail, en supposant que l'émail possède
une dureté et une résistance normales. On trouve, en effet,
des dents dont l'émail offre des fissures dans tous les
sens, et qui, après un temps fort long, n'ont point été
atteintes par la carie. Mais si les fissures se manifestent
sur des dents dont l'émail soit primitivement moins résistant, il est clair qu'elles offriront plus de prise à l'action
des agents nuisibles.

Les anomalies qualitatives, qui dépendent d'un développement incomplet de l'émail, coïncident souvent avec
les anomalies quantitatives; elles peuvent, néanmoins,
exister isolément; elles se distinguent, en général, par
une dureté moins grande et par un aspect opaque de
l'émail. M. Tomes en distingue deux espèces : dans l'une,
l'émail présente une couleur brunâtre et mate; elle se
manifeste plus particulièrement sur les dents qui sont
marquées, comme il a été dit ci-dessus, par des fentes et
des dépressions congénitales, et les excavations se distin-

guent, en général, par une coloration un peu plus foncée. L'autre espèce se présente sous la forme de taches blanches, plus ou moins étendues.

La première espèce a fait découvrir à M. Tomes des dépôts de petites granulations calcaires dans l'intérieur des prismes de l'émail, en même temps que les couches périphériques des prismes étaient imprégnées de sels calcaires d'une manière homogène. Il s'agit donc ici d'une quantité insuffisante de sels calcaires dans les couches centrales des prismes de l'émail, circonstance qui n'est qu'une exagération de l'état physiologique. En effet, d'après M. Tomes, les parties centrales des prismes, à l'état normal, s'imprègnent plus tard de sels calcaires, et en sont plus promptement privées par les acides affaiblis que ne le sont les couches de la périphérie. Dans quelques cas même, M. Tomes observa de petites excavations dans l'intérieur des prismes de cet émail incomplétement développé.

Dans les taches blanches congénitales de l'émail, M. Tomes trouva la structure fibrillaire de ce tissu, plus ou moins bien conservée, attendu que les prismes sont moins bien unis entre eux, tandis que cette structure se perd d'ordinaire par la fusion des couches périphériques des prismes de l'émail.

Nous avons eu très-peu occasion d'examiner ces anomalies; notre expérience se borne à l'observation de deux cas de taches congénitales de l'émail. Mais les deux dents présentaient dans le milieu des taches une coloration d'un brun foncé, comme signe d'une carie commençante; toutefois, le contour net des taches et leur couleur blanche bien tranchée ne laissaient point de doute : il s'agissait réellement de taches congénitales, qui commençaient à être affectées de carie.

La consistance de l'émail avait considérablement diminué; la pression la plus légère suffisait pour réduire en petites parcelles les morceaux détachés; on voyait très-rarement une colonne s'isoler des colonnes voisines, et encore ne s'isolait-elle que dans une étendue très-restreinte. Les contours des prismes étaient très-distincts, tandis que les stries obliques ne l'étaient que dans l'un des deux cas.

Les prismes de l'émail étaient donc assez fortement unis entre eux dans les deux cas, et leur cohésion n'était point diminuée, comme M. Tomes l'a avancé. Vu le manque d'observations, nous ne nous hasarderons pas à tirer de ces faits d'autres conséquences, d'autant moins qu'il est impossible d'établir avec certitude ce qui doit être mis sur le compte de la carie, et ce qui appartient à des altérations congénitales de structure.

Du reste, la prédisposition à la carie, dans ces anomalies congénitales de l'émail, est suffisamment démontrée par une dureté moins grande des parties.

On remarque aussi qu'il y a souvent coïncidence entre ces anomalies de structure de l'émail et un développement incomplet de la dentine; cependant, les anomalies de structure se montrent moins souvent dans la dentine que dans l'émail. Le plus souvent il existe dans la dentine un grand nombre d'espaces interglobulaires; d'après la découverte de M. Magitot, ceux-ci se montrent quelquefois, dans plusieurs couches, parallèles à la surface de la dentine, et espacés d'une manière assez uniforme.

Cette anomalie a pour cause un défaut de développement qui, à son tour, empêche les sels calcaires de pénétrer en suffisante quantité certaines parties de la dent. On rencontre cette anomalie, plus particulièrement, dans les cas de défectuosités plus considérables de l'émail désignés par le nom d'érosion de l'émail ; tandis que là où l'émail présente des fentes, des trous et des sillons, comme on peut l'observer dans les dents dites *honey combed*, la dentine offre très-souvent une grande résistance.

Les causes du trouble apporté dans le développement des tissus de la dent, aussi bien de l'émail que de la dentine, sont de plusieurs sortes ; quelques affections locales de la bouche et des maladies générales de nature bien différente peuvent déterminer des perturbations dans le développement des dents. M. Hutchinson a signalé, comme une cause très-fréquente de cette anomalie, la syphilis constitutionnelle ; il est cependant bien prouvé que beaucoup d'autres maladies donnent lieu aux mêmes phénomènes.

Cependant, abstraction faite de plus grands défauts de développement, les tissus dentaires présentent, dans leur dureté et dans leur composition chimique, des variétés qui les rendent plus ou moins aptes à résister aux influences extérieures. Ceci est facile à remarquer par la différence qui existe dans la coloration des dents et par l'aspect qu'elles offrent ; et c'est en conséquence de ces différentes propriétés qu'on en a fait des classifications.

Vu le manque d'observations positives sur le sujet en question, nous ne pouvons émettre que des suppositions sur les causes des variétés de couleur et d'aspect des dents. La quantité relative des substances organiques et des substances inorganiques paraît surtout offrir une grande importance.

On ne pouvait douter, à priori, de l'existence de ces variétés dans l'émail aussi bien que dans la dentine, et l'analyse est venue confirmer cette supposition. Cependant, les dents ne nous offrent aucun indice physique qui nous fasse reconnaître avec certitude telle ou telle variété dans leur composition chimique. Les dents de différents individus offrent, en général, un aspect assez dissemblable ; mais on peut dire qu'elles s'écartent dans deux directions différentes de l'aspect que nous donnons pour servir de règle, l'aspect d'une coloration blanche avec une transparence modérée de l'émail : les dents sont ou bien plus bleuâtres et plus transparentes qu'elles ne le sont en moyenne, ou bien, plus jaunâtres et opaques. Il y a dans tout cela, bien entendu, toutes les transitions des différents types. Les dents bleuâtres et transparentes ont peu de résistance, tandis que les dents d'une coloration jaunâtre et d'un aspect peu agréable, se distinguent par une résistance assez grande aux atteintes de la carie.

On croit, généralement, que moins une dent résiste à la carie, plus elle doit posséder de substances organiques par rapport aux éléments inorganiques ; dans le cas contraire, ce sont les substances inorganiques qui devraient prédominer.

On ne saurait admettre cette théorie, à priori. Dans les expériences que nous rapportons plus loin, concernant l'action des acides sur les dents, il a été démontré que l'émail est toujours le siége des premières altérations, tandis que la dentine et le cément sont atteints seulement au bout de quelque temps. C'est facile à concevoir :

une faible diminution des sels calcaires devient très-sensible dans l'émail, parce que la quantité des substances organiques est trop faible pour conserver la forme et la consistance du tissu après la soustraction d'une partie de ces sels ; la dentine, au contraire, conserve, même après la perte totale des sels calcaires, sa forme première, et offre une consistance pareille à celle du cartilage.

Il n'est cependant pas permis d'en tirer la conséquence que plus la dentine ou l'émail sont riches en matières organiques, plus ils sont capables de résister aux atteintes de la carie, attendu que beaucoup d'autres causes peuvent agir en même temps. Malgré cela, il nous paraît vraisemblable que les dents bleuâtres et transparentes sont, surtout dans l'émail, relativement moins bien pourvues de matières organiques que les dents jaunâtres, qui résistent mieux.

Y a-t-il encore d'autres anomalies de composition, notamment en ce qui concerne la quantité des différents sels qui exercent de l'influence sur la prédisposition à la carie ? Nous ne savons là-dessus rien de positif, jusqu'à ce jour. Pour l'émail, les analyses les plus récentes de M. Hoppe ont prouvé que les quantités relatives de phosphate de chaux et de carbonate de chaux sont assez constantes chez des animaux appartenant aux espèces les plus variées ; il y a, en moyenne, trois molécules élémentaires de phosphate de chaux pour une de chaux qui se trouve unie à du chlore, du fluor ou à de l'acide carbonique (1). D'après cela, au moins pour ce qui regarde

____

(1) *Recherches sur la composition de l'émail des dents* (*Virchow's Archiv*, XXIV, p. 13).

l'émail, il serait moins probable qu'on pût constater des variations de proportion des différents sels.

Il paraît qu'il existe aussi, dans la dureté physique des dents, des différences qui peuvent naturellement avoir une grande importance dans la prédisposition à la carie.

II. Influence des acides sur la production de la carie des dents.

Personne ne se refusera à croire à la nécessité de l'action des acides pour déterminer la carie des dents. Les sels contenus dans l'émail et dans la dentine ne peuvent être dissous dans l'eau ; les acides sont indispensables pour en opérer la solution. Mais il n'est nullement nécessaire d'employer des acides forts dans le but de séparer l'acide carbonique, ou même l'acide phosphorique de la chaux avec laquelle ils sont combinés ; les sels calcaires de la dent, aussi bien le carbonate de chaux que le phosphate de chaux, se dissolvent dans un acide quelconque, même dans l'eau qui contient de l'acide carbonique, attendu qu'ils sont changés en sels acides que l'eau dissout assez facilement. On constate, en effet, que la surface des dents cariées présente très-souvent une réaction acide ; cette réaction est constante sur le contenu de cavités cariées dont la marche est active.

M. Spence Bate cite une observation dont on pourrait tirer la conséquence que l'eau pure peut dissoudre les dents. Une dame avait deux rateliers de dents artificielles ; elle portait un des rateliers jusqu'à ce que les dents fussent cariées, tandis que l'autre était soigneusement conservé dans de l'eau. Après un espace de sept années, ayant voulu remplacer le ratelier usé par celui qu'elle avait conservé dans de l'eau, elle trouva ce dernier tout aussi corrodé que celui qui avait séjourné dans la bouche. Ce fait ne trouve-t-il pas son explication dans les observations citées par MM. Wedl et Heider, d'après lesquelles des champignons avaient envahi, au bout de dix jours déjà, l'émail et la dentine des dents placées dans de l'eau pure; quelques semaines ont suffi pour altérer les tissus, au point qu'ils étaient percés de trous comme un crible.

Si l'action des acides pouvait seule déterminer la carie des dents, il devrait être facile de pouvoir en démontrer les phénomènes en dehors de la bouche. Il n'en est pas ainsi; les acides déterminent, à la vérité, une partie des altérations de la carie, mais l'ensemble des altérations de la carie diffère essentiellement de celui que produisent les acides.

Plusieurs auteurs ont étudié l'influence des acides et de différents autres agents sur les tissus des dents. Nous mentionnerons notamment les expériences faites en 1843, dans l'Amérique du Nord, par M. A. Westcott, avec la coopération de M. Dalrymple. Ces auteurs sont arrivés aux résultats suivants :

1° Tous les acides minéraux, aussi bien que les acides végétaux, agissent promptement sur les dents. Ainsi, par exemple, l'acide acétique et l'acide citrique corrodent, en quarante-huit heures, l'émail au point de permettre d'en gratter avec l'ongle une grande partie; l'acide malique produit aussi des effets très-prompts.

2° Les sels dont les acides ont une affinité plus grande pour la chaux que pour leur base, agissent également sur les dents. (Le tartrate acide de chaux détruit très-rapidement l'émail ; les raisins agissent déjà, au bout de vingt-quatre heures, si fortement, que la surface de l'émail offre l'aspect de la chaux.)

3° Les substances végétales n'ont d'action qu'autant qu'elles fermentent et forment de l'acide acétique ; le sucre, par exemple, qui, par lui-même, n'a aucune action, ne produit d'effet qu'en état de fermentation acide.

4° Les substances animales agissent très-lentement, et seulement lorsqu'elles sont arrivées à un état de putridité très-avancée.

M. Allport obtint des résultats identiques (1) dans ses recherches sur l'action de différents acides sur les dents, en employant des acides très-étendus, comme ceux dont on se sert en thérapeutique.

Tous les acides minéraux, aussi bien que les acides citrique et acétique, produisirent, déjà après quelques heures, une action très-prononcée sur l'émail.

M. Mantegazza se livra aux mêmes recherches, et obtint des résultats identiques (2). Le sucre n'agissait sur les dents que quand, par un effet de la fermentation, il s'était partiellement transformé en acide acétique ou en acide lactique. L'acide lactique, le vinaigre fort ou étendu d'eau, le jus de citron, agirent sur les dents.

Nous avions commencé nos recherches sur la carie des dents, lorsque parut le travail de M. Magitot (3). Les

(1) Voy. *American Journ. of dent. Sc.*, 30 april 1858.

(2) Mantegazza, *Sur l'action du sucre et de certains acides sur les dents*, Milan, 1862, traduit in *Brit. Journ. of dent. Sc.*, 1864, t. VII, n° 92.

(3) *Études et expériences sur la salive considérée comme agent de la carie dentaire.* Paris, 1866.

résultats des expériences qui y sont consignées doivent prouver que non-seulement les acides et les sels acides agissent sur les dents, mais encore que les acides sont les seuls agents de la carie; et que les phénomènes déterminés sur les dents par leur action sont entièrement identiques avec ceux de la carie des dents.

Les substances que M. Magitot a employées pour faire ses expériences étaient, d'abord, des solutions d'un grand nombre d'acides, de quelques sels acides, et, en outre, des solutions de sucre, d'albumine, de sel de cuisine et d'alun. Il soumit, pendant deux ans, les dents à l'action de ces substances. Au bout de ce temps, les solutions qui renfermaient les dents étaient, dans beaucoup de cas, couvertes de couches épaisses de moisissure; la solution acide avait quelquefois fait place à une solution neutre, et les dents étaient plus ou moins attaquées, ramollies ou détruites. Dans un grand nombre de cas, l'émail offrait l'aspect d'un blanc terreux; il était crétacé et profondément altéré; la dentine était brunâtre ou jaunâtre, privée de sels calcaires, et ramollie, offrant ainsi l'aspect de la dentine cariée.

On observait, en outre, des différences remarquables dans l'action des substances sur les différents tissus des dents. M. Magitot distingue, d'après les résultats de ses expériences, quatre catégories de substances par rapport à leur action sur les dents.

Il y a, selon lui :

1° *Des substances qui attaquent également tous les tissus des dents;* à cette catégorie appartiennent : les variétés du sucre (mais seulement à l'état de fermentation acide), l'acide lactique, l'acide butyrique, l'acide citrique, l'acide malique, l'acidè carbonique, les produits de la décomposition de l'albumine et des matières albuminoïdes ;

2° *Des substances qui ont la propriété particulière et exclusive de détruire l'émail :* l'alun, l'acide oxalique et ses sels acides ;

3° *Des substances qui agissent exclusivement sur la dentine et sur le cément :* l'acide acétique, l'acide tartrique et leurs sels acides, le tannin ;

4° *Des substances qui n'ont aucune action sur les tissus dentaires,* comme le chlorure de sodium, par exemple, et la plupart des autres matières neutres qu'on trouve dans la bouche.

Ces résultats ne s'accordent pas entièrement avec ceux de MM. Westcott, Allport, et Mantegazza. Afin de pouvoir contrôler les expériences de M. Magitot, nous avons soumis une série de dents à l'action des principales substances employées par cet auteur ; mais il nous a été impossible de nous convaincre que l'unique action des acides pût produire des altérations identiques avec celles de la carie.

En renouvelant les expériences de M. Magitot, nous nous sommes abstenu, d'abord, d'employer le même temps. Si la carie doit dépendre d'une simple action chimique sur les dents, on ne voit pas trop que des années soient nécessaires pour produire cet effet.

Lorsqu'il existe une quantité suffisante de la solution d'acides, on peut constater, au bout de peu de jours, une altération très-considérable dans les tissus dentaires, même avec les solutions faibles dont M. Magitot s'est servi pour ses expériences. Si on laisse séjourner, pendant des années, les dents qui font l'objet des expériences, dans les liquides, sans s'assurer de la quantité des acides qu'ils contiennent, et sans leur restituer la partie de ces mêmes acides qu'ils perdent par leur neutralisation en se combinant avec les sels calcaires, il ne sera plus possible d'attribuer les résultats obtenus à l'influence unique des acides ; mais il faudra aussi tenir compte de la décomposition survenue dans la substance organique de la dent, de la putridité, de la fermentation, et de l'action des végétaux et des animalcules qui s'y développent.

La réaction acide des liquides dans lesquels les dents avaient séjourné avait fait place, à la fin, à une réaction neutre dans plusieurs des expériences faites par M. Magitot. Cela prouve que dans les derniers temps, et, peut-être pendant un temps fort long, les acides n'avaient pris aucune part aux altérations produites.

Si le travail de la carie est, en général, beaucoup plus lent dans la cavité buccale, cela peut dépendre du manque habituel d'une quantité suffisante d'acides ; peut-être ceux-ci n'exercent-ils leur action que d'une façon intermittente et chaque fois pendant un temps assez court.

Nos propres recherches sur la pénétration du *Leptothrix* dans l'intérieur des substances dentaires, et les observations de MM. Wedl et Heider sur l'introduction de champignons dans des dents arrachées, démontrent, jusqu'à l'évidence, la part qui peut revenir à l'action des champignons dans les expériences faites par M. Magitot.

Cependant, comme on n'a fait sur ces dents corrodées aucune investigation à l'aide du microscope, on ne peut avoir que des présomptions. La ressemblance qu'on a trouvée dans ces expériences avec la carie ne se rapporte, dès lors, qu'à la diminution de la consistance de l'émail, qui devenait tendre et friable comme dans la carie, avec une coloration brunâtre ou jaunâtre, et à un ramollissement plus ou moins avancé de la dentine. Ce ramollissement acquérait quelquefois un très-haut degré.

Mais ces ressemblances extérieures ne sont point faites pour prouver que c'étaient de véritables caries, et, quand même on aurait constaté dans des recherches microscopiques des symptômes identiques avec ceux de la carie, il ne serait point encore démontré qu'ils sont dus exclusivement à l'action des acides.

Il s'ensuit que les résultats de nos expériences ne sont pas complétement d'accord avec ceux de M. Magitot; tandis qu'ils confirment tout simplement les résultats obtenus par MM. Westcott, Allport et Mantegazza.

Nous avons trouvé que toutes les substances capables d'altérer les tissus dentaires produisent, d'abord, une détérioration de l'émail, qui est bientôt suivie de celle de la dentine. L'émail qui, dans l'état normal, est transparent, devient blanc et opaque, laiteux, et, dans un état plus avancé, crétacé. Au commencement, et surtout lorsque l'émail est très-dur, on n'observe quelquefois qu'une coloration blanchâtre et la disparition de la transparence; la surface peut, dans ce cas, rester polie et luisante; plus tard, elle devient rugueuse et inégale, et l'émail acquiert par là un aspect terreux, crétacé. Le ramollissement augmente peu à peu, et gagne en profondeur; de sorte qu'au bout de quelque temps on peut enlever l'émail en grattant avec l'ongle, ou le faire éclater par morceaux. En employant certains acides qui fournissent des sels d'une dissolution difficile, on voit l'émail, ainsi que la racine, se couvrir de petits cristaux innombrables et très-beaux.

Lorsque l'émail offre le premier degré d'altération, l'aspect de la dentine, ainsi que celui du cément, est normal, et sa dureté n'a encore subi aucun changement; on reconnaît l'altération qui survient à ces derniers, à un aspect un peu transparent des racines, qui se laissent d'abord entamer avec un couteau à la surface; bientôt après, on peut les diviser plus profondément; à une période plus avancée, on arrive même à pouvoir les plier. Il est vrai que la dentine saine se laisse aussi un peu entamer au couteau, mais nous avons toujours eu pour habitude, dans les cas douteux, de comparer la dentine soumise à l'action des acides avec la dentine normale.

Comme preuve, nous reproduisons ici quelques extraits de nos expériences :

1° *Acide tartrique.*

a. Solution à 1/10ᵉ pour 100.

Au bout de deux jours, on voit l'émail couvert de cristaux très-fins; ceux-ci enlevés, l'émail perd son éclat et prend l'aspect d'un blanc terreux. Aucun changement remarquable à la racine.

Au bout de huit jours, l'altération de l'émail est augmentée; on peut, avec un couteau, enlever des tranches à la surface.

Au bout de quinze jours, l'altération de l'émail a fait

de nouveaux progrès, tandis que la racine n'est ramollie qu'à la surface et à un faible degré.

b. Raisins.

Quelques dents sont placées dans des raisins écrasés dont le jus est assez acide.

Après quarante-quatre heures, la surface de l'émail est très-rugueuse et couverte de nombreux cristaux; quand on les a enlevés, l'émail paraît inégal et un peu terreux; son éclat a disparu. La racine est également couverte de petits cristaux, mais en faible quantité; elle n'a pas encore subi d'altérations remarquables.

Au bout de onze jours, l'expérience fut terminée; l'émail divisé offrait, dans toute son épaisseur, un aspect blanc terreux et poreux; la racine était à peine altérée.

2° *Acide acétique.*

Solution à 1/10ᵉ pour 100.

Au bout de dix jours, on trouve l'émail d'un blanc terreux sur la surface antérieure; on peut l'enlever en le grattant avec l'ongle, tandis qu'il est resté presque à l'état normal sur la surface postérieure. On peut couper avec un couteau la superficie de la racine.

Au bout de dix-sept jours, on peut enlever partout l'émail par gros morceaux; on trouve même la dentine sous-jacente décalcifiée. On peut facilement couper la racine avec un couteau.

3° *Acide oxalique.*

Solution à 1/10ᵉ pour 100.

Après sept jours, le fond du vase est couvert d'une couche épaisse de poudre blanche, formée de cristaux très-fins d'oxalate de chaux. L'émail, d'un blanc terreux, se laisse enlever avec l'ongle; une partie de la couronne a conservé son poli. La racine ne paraît pas altérée.

Au bout de quatorze jours, l'émail est partout d'un blanc terreux et se laisse facilement enlever avec l'ongle. La racine peut être entamée au couteau, surtout aux extrèmitées, avec plus de facilité qu'à l'état normal.

4° *Alun.*

Solution à 1 pour 100.

Au bout de deux jours, aucune trace de changement.

Après six jours, on remarque que le poli est diminué à la partie inférieure de l'émail, qui est couvert, dans cette même partie, d'une légère couche terreuse qui s'enlève facilement. La racine parait être restée intacte.

Au bout de vingt jours, l'émail se laisse facilement enlever avec l'ongle; pas d'autres changements. La racine peut être coupée avec plus de facilité qu'à l'état normal.

5° *Acide lactique.*

a. Solution à 1/10ᵉ pour 100.

Au bout de dix jours, il est impossible de constater aucune altération sur l'une des dents, une grosse molaire très-forte. Sur une autre dent, l'émail est partout blanchâtre, en partie mat, en partie encore poli; partout il est facile à enlever. On ne peut constater aucune altération sensible de la racine.

Après dix-sept jours, on remarque sur la première dent, à l'extrémité de la couronne, une légère coloration laiteuse, sans perte de poli. On peut enlever, dans cette partie, une couche mince avec le couteau. Racine intacte. L'altération de l'émail a augmenté sur la deuxième dent; sa racine peut être entamée au couteau avec plus de facilité qu'à l'état normal.

b. Solution à 1 pour 100.

Après deux jours, l'émail est terreux et mat. La racine est normale.

Au bout de treize jours, on peut enlever partout l'émail avec l'ongle. La racine est décalcifiée à la superficie; on la coupe facilement avec le couteau, mais à une faible profondeur seulement.

Il nous parut superflu de prolonger davantage nos expériences; nous les avons interrompues, la plupart du temps, après avoir bien constaté que la dentine commençait à se décalcifier; toute action ultérieure ne nous offrait aucun intérêt, et nous tenions fort peu à savoir s'il était possible de décalcifier complétement les dents ou non, à l'aide des différentes concentrations d'acides. Nous avons pu nous convaincre, dans quelques-unes de nos expériences où les dents étaient restées soumises, pendant un temps assez long, à l'action des acides, qu'il est possible, même avec des solutions acides très-étendues, de décalcifier assez complétement les dents.

Il résulte, tout d'abord, des expériences qui viennent d'être rapportées, que l'acide tartrique et l'acide acétique, même très-affaiblis, produisent sur l'émail les mêmes altérations que les autres acides, et notamment l'acide lactique et l'acide oxalique, tandis que M. Magitot soutient que l'acide tartrique et l'acide acétique n'attaquent que la dentine et jamais l'émail. Nous ignorons comment M. Magitot a pu obtenir des résultats opposés; nous nous contentons de faire observer qu'il établit lui-même que l'acide tartrique avait produit une couche de petits cristaux sur la surface de l'émail, et qu'ils y adhéraient quelquefois très-fortement. Toutefois, d'après lui, on trouvait sous ces cristaux l'émail à l'état normal. Nous, au contraire, nous avons observé, après avoir enlevé ces cristaux, une surface inégale et rugueuse; l'émail était transformé jusqu'à une grande profondeur en une masse terreuse. Peut-être peut-on expliquer cette différence des résultats par la supposition que dans les expériences de M. Magitot il n'y ait pas eu de perte de substance dans l'émail, et que cependant celui-ci était transformé en une masse crétacée. D'un autre côté, il est possible que les différences dans la consistance physique et peut-être aussi dans la composition chimique de l'émail, d'où résulte une résistance différente à l'action des acides, y aient joué un rôle, comme cela a eu lieu dans notre expérience 5.

Nos expériences sont en harmonie avec celles de M. Westcott, de M. Allport et de M. Mantegazza, qui trouvèrent tous que les acides végétaux, sans distinction, attaquent l'émail des dents.

Nos expériences ne nous permettent pas non plus d'admettre, comme le soutient M. Magitot, que l'acide oxalique et l'alun n'attaquent ni le cément ni la dentine. Il est vrai que la diminution de la dureté de la dentine commence toujours plus tard que la première altération de l'émail, mais tous les acides produisent le même effet ; aussi avons-nous renoncé à pousser plus loin nos expériences dans le but de décalcifier plus complétement la dentine.

On pouvait facilement constater la diminution de la dureté de la racine de la dent par l'action de l'acide oxalique ou d'une solution d'alun ; cependant il nous a paru que l'acide oxalique, l'acide tartrique et les solutions d'alun attaquent la dentine un peu plus lentement que ne le fait l'acide acétique par exemple; l'acide lactique très-affaibli agit également d'une manière très-lente.

L'action spécifique que M. Magitot a attribuée à certaines substances sur les tissus dentaires, doit donc avoir pour cause quelque circonstance fortuite, attendu qu'elle n'est aucunement justifiée par les expériences ultérieures faites à ce sujet.

Pour ce qui concerne l'action du sucre, toutes les expériences aboutissent à démontrer que, dans son état normal, il n'attaque jamais les dents; il n'a d'action qu'en passant à l'état de fermentation acide; nous avons obtenu des résultats identiques. Les expériences les plus décisives ont été faites à ce sujet par M. Magitot. Il fit bouillir une solution de sucre, y déposa des dents, et ferma le goulot de la bouteille en le chauffant à blanc et en l'étirant. Dès lors aucune fermentation ne pouvait avoir lieu, et, au bout de deux ans, on trouva les dents entièrement intactes.

La différence d'action des acides sur les divers tissus dentaires s'explique par la présence des proportions variables des substances organiques qui entrent dans la composition de l'émail, de la dentine et du cément.

Dans l'émail, où les substances organiques n'entrent que dans la proportion de quelques centièmes, la plus petite diminution des sels doit produire un grand désordre dans la composition moléculaire et, en conséquence, dans les propriétés physiques de ce tissu ; tandis qu'une perte légère de substance inorganique ne serait pas facilement perçue dans la dentine, car les matières organiques qu'elle renferme suffisent pour en maintenir la consistance.

L'émail dépouillé des sels calcaires ne possède qu'une très-faible quantité d'éléments organiques, qui, placés sous le microscope, ne présentent qu'un instant la structure de l'émail ; on les voit promptement se dissoudre ; la dentine privée de sels calcaires, a, au contraire, la consistance du cartilage, et conserve entièrement la forme de la dentine non décalcifiée.

Les acides produisent sur l'émail des phénomènes qu'on trouve également dans la carie de l'émail ; aussi ces derniers s'expliquent-ils par l'action des acides. Dans les deux cas, l'émail étant privé d'une partie de ses sels, devient poreux, opaque et plus mou.

En dehors de la bouche, l'action des acides se fait toujours sentir en premier sur l'émail. Reste à savoir si la dissolution des sels calcaires n'a pas lieu en même temps que celle de l'émail, tout en ne se manifestant à l'observateur que plus tard. Nous sommes disposé à le croire, attendu que nous n'avons aucune raison pour admettre que les sels de la dentine soient moins solubles que ceux de l'émail. Il se présente, du reste, dans la dureté de l'émail et de la dentine, des différences qui les prédisposent à être plus ou moins rapidement attaqués, et dont nous avons assez longuement apprécié l'influence sur la production de la carie.

En ce qui concerne l'utilité de toutes ces expériences, elles nous apprennent d'abord que le sucre et les liquides sucrés, placés dans des circonstances favorables à la fermentation acide, peuvent exercer, par ce changement, nne action nuisible sur les dents. On trouve, dans la bouche, toutes les conditions favorables à la fermentation ; dès lors, toutes les solutions sucrées sont susceptibles d'y agir de la même manière que les acides.

On attribue généralement au sucre une influence très-fâcheuse sur les dents. Cette opinion est très-fondée et se confirme par l'observation si souvent répétée que la carie est particulièrement très-fréquente et très-intense chez les personnes de certaines professions, telles que les confiseurs et les cuisiniers, qui mangent beaucoup de sucreries ou qui les goûtent, et qui, en outre, reçoivent du sucre dans la bouche, sous forme de poudre, en le pulvérisant ou en le tamisant.

Il est vrai qu'on cherche à s'appuyer sur d'autres observations pour prouver le contraire. Les nègres des Indes orientales, qui mangent des quantités énormes de sucre, se distinguent par des dents très-belles et très-saines. M. Mantegazza confirme ce fait par sa propre expérience, et ajoute de plus que les Indiens qui mangent constamment de la canne à sucre et d'autres produits riches en sucre de leurs pays, ont également de très-bonnes dents. M. Mantegazza n'attache pas toutefois une grande importance à ces observations ; il pense que ces populations diffèrent trop de nous par toute leur organisation, pour qu'on puisse en tirer des conséquences applicables à des nations civilisées. Toutefois on pourra déduire de ces faits la conséquence que des dents bien développées, dures et fortes, ne souffriront point de l'usage même le plus abondant des aliments sucrés, tandis que les dents moins bien constituées pourront en souffrir considérablement.

Il paraît également résulter de tout cela que les Européens et les races qui en dérivent, par exemple les Américains du Nord, ont des dents moins bien constituées et beaucoup moins résistantes que les nègres et les natifs d'Amérique. Il n'est dès lors pas permis d'attribuer la grande quantité de carie des dents qu'on trouve chez les Européens et chez les Américains du Nord, seulement à leur manière plus raffinée de vivre et à l'usage de substances peu favorables et même nuisibles aux dents ; mais on est obligé d'admettre que, chez eux, la disposition et le développement des dents sont moins parfaits.

Il nous est impossible de nous étendre ici davantage sur les causes de ces singuliers phénomènes, qui tiennent évidemment au développement caractéristique des races. C'est le cas de rappeler également ici les différences remarquables de la fréquence de la carie dans les différentes parties de la France ; M. Magitot a spécialement fixé son attention sur ce point (1).

____

(1) *Traité de la carie dentaire*, p. 61-66.

Les expériences que nous avons faites sur l'action des acides sur les dents, nous ont amené à une série d'autres observations qui se rapportent à l'origine de la carie des dents.

Quelques observations établissent qu'à la suite d'une cure de raisins un peu prolongée, des personnes se sont aperçues que leurs dents étaient attaquées. La surface des dents devenait rugueuse, une couche superficielle de l'émail était détruite, et dans quelques cas on voyait se développer une véritable carie. Nous pouvons confirmer, d'après notre propre expérience, le fait de la rugosité des dents et la production de la carie à la suite de cures de raisins. Dans un cas où les dents étaient extraordinairement fortes et dures, et où la carie avait été interrompue au moment où les dents commençaient à devenir rugueuses, il n'y eut pas de carie, et la rugosité se dissipa dans la suite; dans d'autres cas, au contraire, on peut observer une perte plus ou moins grande de l'émail et l'apparition de la carie. La rugosité est, sans aucun doute, la conséquence de l'altération des couches superficielles de l'émail et du dépôt de petits cristaux très-fins de tartrate de chaux, comme nous les avons vus se produire dans nos expériences avec l'acide tartrique et le jus de raisin. Il serait donc bon d'engager surtout les personnes pourvues de mauvaises dents à ne faire usage de pareilles cures qu'avec beaucoup de précautions, en les prévenant que l'usage du raisin peut nuire à leurs dents.

Après avoir établi par nos expériences que les acides les plus variés attaquent les dents, il s'agit de savoir quels sont les acides qui prennent surtout part à la carie des dents, et comment ils arrivent dans la bouche.

On sait que des acides sont toujours introduits dans la bouche mêlés à la nourriture et aux boissons dont on se sert; l'acide acétique est associé à une foule de mets comme épice; l'acide malique, l'acide citrique, l'acide tartrique se trouvent dans différentes sortes de fruits et dans les boissons qui en proviennent; l'acide oxalique réside dans certaines plantes; l'acide lactique est dans le lait tourné, et ainsi de suite. Nous avons, en outre, les remèdes pharmaceutiques qui renferment souvent des acides minéraux et leurs éthers acides; puis le tannin, des sels, comme l'alun par exemple, qui peuvent attaquer les dents. Toutes ces substances peuvent très-bien provoquer la carie ou contribuer à en hâter les progrès; mais nous croyons que les acides formés dans la bouche par suite de décomposition, ou les acides qui se trouvent dans les sécrétions buccales jouent, dans tout cela, un rôle bien autrement important.

Le liquide qui existe dans la cavité buccale est composé, comme on le sait, du mélange de la sécrétion des glandes salivaires et des follicules muqueux de la bouche. Les sécrétions de ces différentes glandes sont, presque toutes, au moins dans l'état normal, neutres ou alcalines; les liquides qui sont dans la bouche ne peuvent donc être acides, abstraction faite des acides qu'on y introduit directement, que par suite d'une anomalie dans la sécrétion, ou bien par suite d'une fermentation produite par des débris d'aliments restés dans la bouche.

Parmi les sécrétions des glandes salivaires, il n'y a que celle de la parotide qui soit faiblement acide; celle des glandes sous-maxillaires et des glandes sublinguales est, au contraire, constamment alcaline ; ce fait a été constaté à l'aide de sondes introduites dans les canaux efférents de ces glandes. La sécrétion de la parotide est quelquefois acide, lorsqu'on vient de la recueillir ; mais cette réaction acide passe promptement à l'état neutre ou à l'état légèrement alcalin, ce qui rend le liquide trouble, au lieu de clair qu'il était auparavant. Cette réaction acide provient, d'après M. Œhl (1), de l'acide carbonique absorbé dans le liquide, et qui tient en dissolution le carbonate de chaux, dont le liquide sécrété par la parotide est abondamment pourvu. Lorsque l'acide carbonique disparaît, la réaction acide cesse d'avoir lieu, et le carbonate de chaux qu'il tenait en dissolution se précipite.

Cette circonstance explique la formation du tartre sur les dents. Le fait que ce dernier contient quelquefois une assez grande quantité de phosphate de chaux en même temps que du carbonate de chaux, n'est pas en contradiction avec cette explication, attendu que l'acide carbonique peut tenir en dissolution le phosphate de chaux, tout aussi bien que le carbonate de chaux. Les précipités des sels calcaires renferment des éléments nombreux de *Leptothrix*, et d'autres produits qu'on rencontre dans les mucosités de la bouche, tels que des cellules épithéliales, des leucocytes, etc., comme nous l'avons démontré ci-dessus.

Les nombreux petits follicules que renferme la cavité buccale sécrètent un liquide qu'on désigne ordinairement sous le nom de mucus buccal, et qui, très-vraisemblable-

____

(1) *La saliva humana*, etc. Pavia, 1864. Voy. *Meissner's Jahresber.* (*Meissner's Annalen f. rat. Med.*, XXV Bd., 2 H., S. 242.)

ment, se rapproche beaucoup, par ses propriétés, de la sécrétion des glandes sous-maxillaires et sublinguales. D'après le siége des follicules, on les distingue en follicules des lèvres, des joues, de la voûte palatine, de la langue. Leur structure est parfaitement identique avec celle des glandes salivaires, et leur sécrétion renferme, de même que celle des glandes sous-maxillaires et sublinguales, une grande quantité de mucus qui provient des cellules épithéliales des follicules, tandis que la sécrétion de la parotide est très-liquide et ne renferme point de mucus.

La réaction particulière de la sécrétion muqueuse fournie par la cavité buccale ne peut naturellement pas être établie d'une manière directe chez l'homme; toutefois, de ce que le mélange de toutes les sécrétions de la bouche, qui constitue la salive ordinaire, donne lieu, en règle générale, à une réaction alcaline ou neutre, on peut conclure que la sécrétion des follicules muqueux de la bouche est également neutre ou alcaline. Cela a été prouvé directement par une expérience faite sur un chien par M. Cl. Bernard. Après avoir fait la section de tous les conduits salivaires, il a trouvé que les liquides contenus dans la bouche, qui ne pouvaient évidemment plus être mélangés avec les sécrétions fournies par les glandes salivaires, étaient alcalins : la sécrétion des follicules muqueux, au moins chez les chiens, doit donc être alcaline.

On a également admis que la membrane muqueuse de la cavité buccale pouvait, indépendamment des follicules muqueux qu'elle contient, donner lieu à une sécrétion acide, notamment sous l'influence d'une irritation.

M. Tomes partage cette opinion, qu'il appuie principalement sur ce que du coton placé entre les dents, de manière à irriter la gencive, favorise évidemment les progrès de la carie qui existe sur un point. Mais on peut réfuter ces faits, parce que le coton, comme substance poreuse, doit nécessairement favoriser le travail de décomposition et de fermentation qui a lieu dans cette partie. On n'a pas encore pu prouver d'une manière directe, et l'on peut dire aussi qu'il n'est pas vraisemblable que la membrane muqueuse de la bouche, abstraction faite des sécrétions des glandes qu'elle renferme, donne lieu à une sécrétion propre d'une abondance tant soit peu remarquable.

Il est, néanmoins, un fait qu'on observe ordinairement, c'est que l'intérieur de la bouche, mais surtout la surface des dents et des gencives, offre une réaction acide. Cette réaction peut, à priori, être attribuée à deux causes : d'abord, à la nature anormale des sécrétions de la bouche, et, ensuite, à une fermentation acide de résidus alimentaires.

Pour ce qui concerne la réaction des liquides de la bouche, nous avons déjà fait observer que les sécrétions de la parotide donnent, dans beaucoup de cas, une réaction acide ; ce qui pourrait faire présumer que, dans des circonstances données, l'acidité de la salive peut être assez augmentée pour que les dents en soient affectées. La réaction acide passagère que la sécrétion de la parotide offre à l'état normal, et qui a pour cause l'acide carbonique, ne peut naturellement avoir aucune influence nuisible sur les dents, vu qu'elle est même impuissante à empêcher le tartre de se précipiter. Si cette salive acide pouvait dissoudre une plus grande quantité

de sels calcaires que celle qu'elle tient déjà en dissolution, on ne verrait pas une partie de ces sels former
un précipité; mais, comme toute salive dépose plus
ou moins de tartre, il devient très-improbable qu'elle
puisse, en général, attaquer les dents. Il est vrai qu'il
se présente des cas de carie à marche très-rapide, dans
lesquels il y a absence presque totale de dépôts de
tartre; mais on trouve, en général, dans ces cas, une
diminution de la sécrétion salivaire, ce qui explique
l'absence du tartre. Les acides qui se forment dans la
bouche ne sont plus neutralisés et délayés par la salive;
ils ont, à cause de cela, plus de facilité à attaquer les
dents.

Nous croyons, au contraire, que la salive protége les
dents contre l'action des acides; ce qui semble résulter
d'une sorte d'immunité particulière contre les atteintes
de la carie, dont jouissent les dents incisives et les canines
de la mâchoire inférieure; ces dents sont constamment
baignées dans la salive. Les personnes qui sécrètent une
faible quantité de salive ont des prédispositions à la carie
des dents; une prédisposition particulière à cette affection naît également de la diminution de la salive, qui
survient pendant le cours de certaines maladies. L'action
de fumer du tabac, qui favorise la sécrétion salivaire,
paraît être salutaire; dans tous les cas, elle n'exerce
aucune influence nuisible sur les dents, lors même que
la fumée du tabac y occasionne, avec le temps, une coloration peu agréable.

On a souvent attribué une réaction acide à la sécrétion
des follicules muqueux de la cavité buccale. Cette opinion
se base sur l'existence d'une couche de mucus placée sur

la surface de l'intérieur de la bouche, et surtout sur les gencives et sur les dents, donnant lieu à une réaction acide, et dans laquelle on trouve les éléments du *Leptothrix*, les cellules épithéliales de la bouche et des leucocytes, etc. Il paraît, néanmoins, que la réaction acide n'a rien de commun avec la sécrétion folliculaire ; elle doit être attribuée à la fermentation acide qui s'est formée dans cette sécrétion ou dans la salive mêlées à des liquides amylacés ou sucrés.

C'est lorsqu'on est à jeun que la réaction acide est le plus prononcée, c'est-à-dire au moment où la sécrétion salivaire est réduite à son minimum, de sorte que les acides qui se forment ne peuvent pas être immédiatement neutralisés et délayés. M. Œhl trouva toutefois que, même à jeun, aucune réaction acide n'avait lieu, lorsque la bouche avait été soigneusement rincée après le repas.

M. Œhl a établi une comparaison entre les changements qu'éprouvent, lorsqu'on les expose à l'air, la salive pure et la salive mêlée de débris d'aliments. Il recueillit de la salive après l'ingestion de substances amylacées, et une autre portion après que la bouche eut été bien rincée. Les deux liquides destinés à l'expérience furent filtrés et abandonnés à eux-mêmes. Le premier, qui contenait de l'amidon, réduisit du sulfate de cuivre, ce qui prouve qu'une partie de l'amidon s'était transformée en sucre ; il resta plusieurs jours à l'état de fermentation acide avant de passer à l'état de putréfaction à réaction alcaline. Dans le deuxième liquide, qui ne contenait que de la salive pure, il n'y eut point de réaction acide ; mais en ajoutant de l'amidon ou du sucre à cette salive primitivement pure, on vit également se former une fermentation acide. Toutefois, la présence de. la salive était nécessaire pour produire la fermentation acide, attendu qu'une solution de colle d'amidon ou de sucre, exempte de tout autre mélange, et placée dans les mêmes conditions, ne devient point acide dans le même espace de temps. Lorsqu'on portait et conservait du sucre ou de l'amidon dans la bouche, tandis que la réaction y était alcaline, on pouvait constater, au bout de vingt à quarante minutes, une réaction acide, et même plus tôt, lorsque c'était du sucre de raisin. La réaction acide de la salive qu'on rencontre chez les individus atteints de diabète est, d'après M. Œhl, due à la même cause, attendu qu'on trouve chez ces malades du sucre, non-seulement dans l'urine, mais dans la plupart des sécrétions, et surtout dans la sécrétion salivaire. La sécrétion de la parotide suffisait, dans les premières expériences, à elle seule, pour produire une réaction acide ; ce qui n'était pas le cas pour la salive provenant des glandes sous-maxillaires, mais bien pour un mélange des deux, et surtout additionné de mucus. L'acide provenant de cette fermentation est, d'après M. Œhl, très-probablement de l'acide lactique.

Il résulte de ces expériences que la salive de l'homme peut, lorsqu'on y ajoute de l'amidon ou du sucre délayés dans des liquides, produire une fermentation acide, et qu'une fermentation identique peut avoir lieu dans la bouche. La possibilité de la fermentation acide d'une solution d'amidon est subordonnée à la propriété de la salive de changer l'amidon en sucre qui, en contact avec un ferment, subit une fermentation acide.

Il est reconnu maintenant que chez l'homme, ce n'est

pas seulement le mélange des différentes sécrétions de
la bouche, mais aussi la sécrétion isolée de la parotide et
celle des glandes sous-maxillaires qui peuvent changer
l'amidon en sucre.

Si, d'après cela, la réaction acide de la bouche doit
être principalement attribuée à la présence de débris
alimentaires, il faut toujours prendre en considération
la quantité relative de la salive et du mucus. Outre l'influence exercée par la quantité de la salive, dont l'action est de délayer et de neutraliser les acides, une
quantité plus considérable de mucus peut aussi avoir
de l'importance, attendu que, par sa viscosité, il entrave
le mélange trop rapide avec la salive; ce qui explique
la possibilité de trouver localement, à la surface des
dents, par exemple, des acides renfermés dans un mucus
épaissi, tandis que, dans d'autres parties de la cavité
buccale, on pourra constater une réaction neutre, et
même légèrement alcaline.

En opposition avec notre opinion, qui consiste à soutenir que la réaction acide est principalement produite par
des débris alimentaires restés dans la bouche, on pourrait objecter que, pendant le cours de certaines maladies
aiguës, et surtout dans la fièvre typhoïde, les dents sont
fortement attaquées par la carie, et que, malgré la diète
habituellement prescrite, il y a surcroît d'acidité. Il faut
cependant considérer que la diète n'est jamais absolue,
et qu'on introduit constamment dans la bouche du sucre,
et très-souvent des acides par les médicaments; la con-
sommation de ce genre de boissons est même considérable, vu la soif dont souffrent les malades. Une cause
également très-importante de la production d'une fer-

mentation acide dans ces maladies, c'est la diminution des sécrétions salivaires qui sont plus concentrées, et contiennent plus de mucus, de manière que les éléments nécessaires à la fermentation ne manquent pas; tandis que les acides qui se produisent, vu la faible quantité de salive, ne peuvent être convenablement délayés ou neutralisés. Le défaut de mastication doit en même temps favoriser, dans certaines parties de la cavité buccale, l'accumulation des mucosités visqueuses à l'état de fermentation acide. Sous l'influence des mêmes causes, il s'établit dans la bouche une masse énorme d'éléments de *Leptothrix*, qui forment sur la langue et sur les dents une partie de l'enduit fuligineux, blanchâtre d'abord, puis sec et brunâtre qu'on y trouve.

Les irritations les plus variées de la cavité buccale, et généralement toutes les affections aiguës ou chroniques du canal digestif, exercent, aussi bien que les maladies aiguës idiopathiques, une influence sur la production de la carie.

La bouche renferme également, dans ces maladies, une plus grande quantité de cet enduit visqueux, qui présente une réaction acide. Il paraît que, dans ces cas, le mucus se mêle dans des proportions considérables aux sécrétions de la cavité buccale, tandis que la quantité de salive n'est pas positivement diminuée. Mais c'est justement la grande viscosité du mucus qui empêche le mélange des liquides dans la bouche, et favorise la production de fermentations partielles. Nous avons déjà fixé l'attention sur les acides qui arrivent directement de l'estomac à la bouche, dans les cas de dyspepsie.

Nous avons également eu l'occasion de signaler les

caries fréquentes des dents qu'on rencontre chez les personnes atteintes de diabète; elles sont attribuées aux matières sucrées que renferme la salive et qui sont changées, d'après M. Œhl, en acide lactique.

Presque tous les observateurs ont signalé la fréquence de la carie des dents chez les femmes enceintes; elle est justifiée suffisamment par les troubles qu'elles éprouvent dans les digestions, et qui sont accompagnés de la formation des acides dans la bouche, pendant l'état de grossesse. Je pense qu'on ne voudra trouver ici aucune analogie, comme l'ont fait beaucoup d'observateurs, avec l'ostéomalacie qu'on rencontre quelquefois chez les femmes enceintes. On observe, il est vrai, chez des femmes enceintes, des cas d'ostéomalacie qui doivent être causés par l'état de grossesse; on a même noté des cas de guérison de cette maladie, qui avait affecté le bassin, et qui récidiva pendant la grossesse pour guérir de nouveau après la délivrance. Mais, abstraction faite de l'extrême rareté de ces cas, il n'est nullement prouvé, même il n'est point vraisemblable, que les sels calcaires de la dentine puissent être résorbés de la même façon que les sels du tissu osseux en général; on doit en conséquence se refuser à admettre une pareille explication.

Si nous résumons tout ce qui vient d'être dit, nous trouverons, dans le travail de fermentation qui s'accomplit dans la bouche une source pour ainsi dire continuelle d'acidité. Cette acidité, par son action sur les dents, agit sans doute avec bien plus d'énergie que les acides formés passagèrement par des débris d'aliments, ou par toute autre substance introduite dans la bouche. Le rôle de la salive est ici de convertir en sucre l'amidon renfermé dans les aliments; en outre, le sucre contient des substances fermentescibles, qui produisent la réaction acide. Cependant la salive délaye et neutralise les acides, lorsqu'elle existe en suffisante quantité, et empêche ainsi leur action sur les dents. On ne saurait donc justifier l'assertion de M. Magitot, qui veut que la salive soit le véritable agent de la carie des dents ; il se contredit lui-même, en ajoutant dans la même phrase que la salive ne saurait produire cet effet quand elle présente sa composition première, mais seulement par suite de certaines modifications provoquées par la présence de substances nuisibles formées spontanément ou venues du dehors. Il paraît donc évident que ce n'est point la salive, mais bien ces substances nuisibles qui devront être considérées comme les agents de la carie des dents.

Autant que nous sachions, la véritable nature des acides qu'on trouve dans la bouche n'a encore été démontrée par aucune expérience directe; toutefois, on croit généralement que c'est surtout de l'acide lactique, et cette opinion a pour elle les plus grandes probabilités. C'est, en règle générale, l'acide lactique qui est produit par les fermentations des liquides sucrés et autres, lorsqu'il y existe en même temps des substances albuminoïdes. Cette fermentation est tout particulièrement favorisée par la présence du carbonate de chaux, qui neutralise les acides au fur et à mesure qu'ils se forment; tandis que la fermentation elle-même est entravée par un contenu d'acides un peu plus considérable.

Or, toutes ces conditions sont remplies dans la cavité buccale ; la salive et le mucus contiennent de l'albumine, et le carbonate de chaux existe, en grande quantité, dans le tartre et dans les tissus dentaires. Nous ne savons pas s'il se forme encore d'autres acides. On pourrait s'attendre à trouver, dans la bouche, les champignons qui, d'après M. Pasteur, accompagneraient et produiraient la fermentation lactique, « ferment de l'acide lactique de Pasteur ». Mais les opinions des auteurs sur le ferment de l'acide lactique diffèrent si fort les unes des autres, qu'il nous est impossible d'attribuer une grande valeur à la présence de ce ferment dans la bouche.

D'après M. Pasteur, les éléments du ferment de l'acide lactique sont des corpuscules moléculaires très-petits, qui présentent un mouvement brownien très-prononcé, et dont il n'indique pas les dimensions à cause de leur extrême ténuité. Dans le travail d'un de ses élèves, M. van Tieghem, sur la fermentation de l'urine, on trouve un dessin de ces champignons, dans lequel ceux-ci sont rétrécis au milieu et plus grands que les spores du ferment de l'urine, dont les dessins sont placés à côté, et qui ont un diamètre de $0^{mm},0015$. La forme de ces champignons, d'après M. van Tieghem, est identique avec celle du *Mycoderma aceti* de M. Pasteur, dont le diamètre est également de $0^{mm},0015$. Ce dessin n'est donc nullement d'accord avec les données de M. Pasteur.

Les observations de M. Hallier sur le ferment de l'acide lactique (*Oidium lactis* Fresenius) sont complétement différentes de celles de M. Pasteur. D'après ce dernier, les éléments de ce ferment consistent en de grandes cellules à forme quadrangulaire arrondie; ils doivent se trouver constamment dans la fermentation acide du lait, et, en outre, sur toutes les substances en état de fermentation acide.

Nous-même, nous avons trouvé, dans du lait devenu acide à une faible température, des corpuscules très-fins doués de mouvements très-rapides, qui nous parurent être identiques avec ceux qu'a décrits M. Pasteur. Nous avons rencontré aussi des éléments de ce genre dans la salive contenant des matières sucrées, qui avaient passé à l'état de fermentation ; réunis, ces éléments offraient l'as. pect des masses granuleuses de *Leptothrix*, et surtout près des bords de la préparation, où, par suite de l'évaporation des parties liquides, leur mouvement avait été arrêté. Néanmoins, dans aucun de ces cas, nous n'avons pu obtenir de réaction, soit avec l'iode, soit avec les acides.

Nous regrettons vivement qu'il y ait si peu de moyens pour distinguer avec exactitude les différentes espèces de champignons, et nous ne pouvions pas nous poser la tâche d'entreprendre des recherches aussi étendues et qui exigent autant de temps.

Nous nous bornons, en conséquence, à présenter quelques observations sur la coïncidence possible de la fermentation acide dans la bouche avec la présence d'un développement de champignons.

Outre la présence d'une grande quantité de *Leptothrix*, on ne voit se former dans la bouche qu'une très-faible quantité de spores et de filaments d'un champignon qui a de la ressemblance avec l'oïdium. Mais les masses de *Leptothrix* sont tellement prédominantes, que nous sommes disposé à croire à leur participation. Si, en général, les champignons jouent un rôle dans la fermentation acide de la bouche, ce qui n'est point prouvé, nous sommes tout disposé à l'attribuer au *Leptothrix*. Cette opinion peut s'appuyer sur la ressemblance qu'offrent les corpuscules en mouvement pendant la fermentation de la salive et du lait, avec le ferment de l'acide lactique de M. Pasteur, et avec les masses de *Leptothrix* qui se forment réellement dans la bouche. L'absence de la réaction violette, si caractéristique, qu'on trouve dans le premier cas, dépend peut-être d'un degré différent de développement.

III. Influence du *Leptothrix* sur la production de la carie des dents.

Plusieurs fois déjà nous avons fait observer que l'action seule des acides ne suffisait pas pour rendre compte de tous les phénomènes qui se manifestent dans la carie des dents. Il est vrai que les acides, même ceux qui sont très-délayés, peuvent attaquer les tissus dentaires; mais on trouve dans leur mode d'action des différences qui les distinguent des phénomènes et de la marche de la carie dentaire. Les acides attaquent d'abord l'émail et le changent rapidement en une masse crétacée; plus tard seulement, leur action se fait sentir d'une manière remarquable sur la dentine qui devient plus transparente et, à la fin, comme cartilagineuse, par la perte très-lente mais progressive de ses sels calcaires. La carie, au contraire, a une marche lente dans l'émail; elle est beaucoup plus rapide dans la dentine, où elle s'étend promptement le long des canalicules.

Cette différence dans la marche doit être attribuée à la participation des champignons dans le travail de la carie. Les éléments du champignon se glissent facilement

dans l'intérieur des canalicules qu'ils dilatent, et favorisent ainsi le passage des acides dans les parties profondes ; ces mêmes éléments ne peuvent pénétrer dans
un émail compacte, ou bien ils n'y entrent que plus tard,
et seulement quand les éléments qui le forment ont été
fortement altérés par l'action des acides.

On trouve presque constamment du *Leptothrix* dans
la cavité buccale, si l'on ne prend un grand soin de rincer
souvent la bouche. M. Bowditch, en examinant quarante
personnes de professions différentes, et ne menant pas
le même genre de vie, trouva, presque chez toutes,
des parasites végétaux et animaux. Il n'y avait d'excep-
tion que pour les personnes qui nettoyaient plusieurs
fois par jour leurs dents, et qui les lavaient au moins
une fois avec du savon. Les parasites étaient d'autant
plus nombreux que la malpropreté était plus grande.
Les moyens qu'on emploie ordinairement pour nettoyer
les dents ne leur nuisaient aucunement, tandis que le
savon paraissait exercer sur eux une action mortelle.

M. Kölliker, sur vingt à trente individus jeunes et bien
portants, trouva à peine une fois les papilles de la langue
dépourvues d'un enduit grisâtre et granuleux ; il ren-
contra plus rarement les filaments du champignon. Il
est vrai qu'on doit tenir compte du moment de la journée
où l'on fait les recherches ; il est naturel que toutes ces
matières soient toujours plus abondantes lorsqu'on est
à jeun.

Mais, tandis que dans les circonstances ordinaires, les
champignons ne se trouvent qu'à la surface de la cavité
buccale, on les voit pénétrer dans l'intérieur de la substance des dents pendant le travail de la carie. Pour que

les choses puissent se passer ainsi, il faut que les dents soient en état de laisser pénétrer les champignons ; l'émail et la dentine doivent perdre leur dureté par l'action des acides.

Les champignons ne peuvent pas, paraît-il, pénétrer dans un émail d'une consistance normale ; la dentine elle-même, dans son état de dureté normale, oppose à leur entrée de grandes difficultés, et encore n'est-il pas sûr que le *Leptothrix* puisse triompher de cette résistance. Nous ne parlons pas ici du dépôt verdâtre qu'on trouve sur les dents, dépôt qui, du reste, diffère de la carie, et sur lequel nous n'avons pas fait suffisamment d'expériences. Il pourrait arriver qu'à la faveur de ce dépôt des champignons pénétrassent dans les couches superficielles de l'émail ; il ne paraît pas en être ainsi dans la carie ordinaire. Habituellement, les dents n'exposent à l'action des agents nuisibles que leur couronne couverte d'émail, et l'émail la protége de l'atteinte du champignon. Nous ne pouvons décider, dès à présent, si le *Leptothrix* peut pénétrer dans la dentine saine, lorsque par une circonstance anormale elle vient à être dénudée.

Mais si l'émail ou la dentine sont devenus moins résistants sur un point grâce à l'action des acides, ou bien s'il est survenu à la surface de la dentine une perte de substance, même légère, alors les éléments du champignon pourront passer dans l'intérieur des tissus dentaires, et produire par leur extension, notamment dans la dentine, des effets de ramollissement et de destruction beaucoup plus rapides que ne pourrait le faire la seule action des acides.

La participation du champignon est constante dans la

marche de la carie arrivée à ce degré. Aussitôt qu'on peut constater une perte de substance, on y trouve la présence du champignon, de sorte que la question de savoir si les acides seuls ne pourraient pas produire des ravages plus considérables reste sans portée. Mais dans les premiers temps, lorsque la surface de la dent est encore polie et intacte, nous n'avons jamais pu constater la présence du champignon ; il paraît donc qu'à ce degré de la maladie, qui constitue la carie sèche proprement dite, tous les désordres doivent être attribués à la seule action des acides.

Le développement du champignon semble être favorisé par un milieu neutre ou légèrement acide, tandis qu'il ne peut pas se produire dans un liquide fortement alcalin. Nous avons déjà fait observer que M. Bowditch a vu disparaître les parasites en faisant rincer la bouche avec de l'eau de savon. M. A. Vogel trouva que les champignons du muguet (*Oidium albicans*) continuaient à se développer dans l'eau pure, dans les solutions de sels sans réaction alcaline, et surtout dans les solutions sucrées, tandis qu'aucune prolifération ne pouvait se produire dans les solutions légèrement alcalines. Ces observations, à en juger par analogie, semblent également prouver que les liquides alcalins peuvent exercer une action nuisible sur le *Leptothrix*.

V

Conséquences thérapeutiques.

Il n'est pas sans importance de jeter, avant de terminer, un coup d'œil sur les conséquences thérapeutiques qu'on doit pouvoir tirer des résultats que nous avons trouvés, et de voir ensuite si ces conséquences sont d'accord avec l'expérience des praticiens.

Pour ce qui regarde, avant tout, les indications prophylactiques, on peut dire qu'il faut chercher à neutraliser les acides qui se forment dans la bouche, et à y empêcher tout travail de fermentation et de développement de champignons par des soins de propreté convenables. Des dents bien constituées peuvent être épargnées par la carie, malgré la plus grande négligence ; mais il faut prendre d'autant plus de soin des dents qu'elles seront moins bien développées ou placées obliquement dans leurs rangées. Avec beaucoup de soins, on peut préserver de la carie même les dents mal conformées. Il faut se servir, pour nettoyer les dents, de brosses qui ne soient pas trop dures, et qui, sous l'influence d'une légère pression, pénètrent facilement dans les intervalles des dents. On peut conseiller, comme moyen utile de propreté, l'usage de l'eau de savon qui, par sa qualité légèrement alcaline, neutralise les acides et s'oppose au développement des champignons (1). Dans beaucoup de

____

(1) Voy. J. B. Rottenstein, *Des soins à donner aux dents.* Francfort-sur-le-Mein, 1857.

cas, le savon ne suffit pas pour enlever complétement le dépôt formé sur les dents; on peut alors mêler au savon des poudres qui agissent mécaniquement, mais il faut éviter qu'elles soient trop grossières; le goût désagréable du savon peut être facilement corrigé. On peut aussi recommander le permanganate de potasse dissous dans l'eau comme une excellente liqueur dentifrice, attendu que ce remède est un très-bon antiseptique, et en même temps le meilleur moyen d'empêcher la fermentation; cette eau exerce une action bienfaisante sur la membrane muqueuse de la bouche.

En ce qui concerne le traitement artificiel de la carie, nous pouvons dire que nos observations sont, en tout point, conformes aux expériences faites jusqu'à ce jour. En plombant les dents, on empêche l'air et les liquides d'y pénétrer; en même temps que tout travail de fermentation et tout développement de champignons y deviennent impossibles.

Il a paru dernièrement dans les *Archives de Virchow* (tome XLI) un travail du docteur Hertz sur la carie dentaire. Cet auteur n'ayant pas eu connaissance de nos expériences n'a pas discuté nos opinions, bien que son mémoire ait paru bien après le nôtre. Dans une note qu'il a ajoutée à la fin de son travail, il nous accuse à tort de rejeter toute action vitale de la dentine dans la production de la carie.

Du reste, les opinions de Hertz sont, à peu de chose

près, conformes à celles de Neumann. Il prétend n'avoir jamais observé d'altération des fibrilles dentaires dans les dents de prothèse naturelle. Quant à nous, nous maintenons l'exactitude de nos observations à ce sujet : reste seulement à déterminer si les altérations que nous avons décrites sont constantes ou bien si elles manquent dans certains cas.

FIN.

EXPLICATION DES PLANCHES

PLANCHE I.

Fig. 1. Grossissement triple.

Coupe longitudinale d'une petite molaire cariée. La coupe est un peu dirigée de côté à travers une grande cavité cariée ; on voit sur le côté gauche de la couronne un cône de couleur foncée dans la dentine altérée par la carie ; ce cône s'étend, dans la direction des canalicules dentaires, depuis la surface jusqu'au fond de la cavité de la pulpe, et présente une striation radiée qui correspond aux canalicules dentaires. Sur la surface de la coupe, la perte de substance ne s'étend que sur l'émail (tandis que sur les parties voisines elle pénétrait profondément dans l'intérieur de la dentine). On remarque deux fissures naturelles sur la surface de l'émail destinée à la mastication.

Fig. 2. Grossissement triple.

Coupe longitudinale d'une dent canine avec carie commençante. Au milieu de la couronne, un petit point carié au contour d'une dépression dans l'émail ; la carie n'a encore attaqué qu'une couche superficielle de l'émail. Un point semblable existe au côté gauche de la couronne, également sans perte de substance, et c'est de ce point que la carie s'est étendue au travers de toute l'épaisseur de l'émail et presque au travers de toute l'épaisseur de la dentine jusque dans le voisinage de la cavité de la pulpe.

Les couches les plus superficielles de la dentine sont d'une couleur plus foncée que les couches les plus profondes de l'émail; la coloration foncée diminue dans l'un et dans l'autre, de la surface aux parties profondes. Il y a, en outre, trois petites cavités cariées qui s'étendent jusqu'aux couches superficielles de la dentine ; on voit aussi des cônes de dentine cariée partir de ces cavités et se diriger jusqu'à la cavité de la pulpe; l'une de ces cavités existe au côté droit de la couronne, les deux autres se trouvent au collet de la dent.

Fig. 3. Grossissement triple.

Coupe usée d'une molaire humaine avec carie commençante. Au milieu de la couronne, une perte de substance dans l'émail (l'émail a été brisé dans les parties latérales, à la suite de la préparation); dans la dentine, un cône d'une coloration claire, altéré par la carie; cette coloration claire est due à la transparence du tissu; la coloration brunâtre ne peut être aperçue à cause de son peu d'épaisseur.

Fig. 4. Un morceau de cette même coupe dentaire avec un grossissement de 100. Une couche très-mince d'émail se voit au niveau de la perte de substance ; les couches les plus superficielles sont très-transparentes, par suite de la disparition des sels calcaires; on observe, en outre, que la surface est irrégulière et couverte de fissures et de fentes. La couche de *Leptothrix* n'est point conservée à la surface ; mais il existe sur un point des masses de *Leptothrix* granuleux, qui ont pénétré dans la dentine à travers une fissure de l'émail. Les couches supérieures de la dentine sont foncées, et les canalicules plus difficiles à distinguer; dans les couches plus profondes, on trouve de nombreux petits dépôts de sels calcaires dans les canaux et dans les espaces interglobulaires.

PLANCHE II.

Fig. 1. Avec un grossissement de 100 fois.

Coupe de la surface d'une cavité cariée. La dentine est réduite en débris enveloppés de *Leptothrix*. A la surface libre, on voit les filaments déliés du champignon à travers les masses granuleuses.

Fig. 2. Grossissement de 100.

La décomposition de la dentine a encore fait des progrès; les débris sont beaucoup plus petits et moins volumineux que les masses de *Leptothrix* qui les entourent.

Fig. 3. Grossissement de 100.

Coupe transversale faite à la surface d'une cavité, à travers la dentine cariée. Les canalicules dentaires sont fortement épaissis (ce qu'il est difficile de bien voir sur la coupe longitudinale des fig. 1 et 2); à la surface existe une couche épaisse de filaments très-fins de *Leptothrix*.

Fig. 4. Grossissement de 250.

Coupe transversale d'une dent artificielle humaine atteinte de carie. Les altérations sont identiques avec celles des dents naturelles. Les canalicules sont plus ou moins dilatés ; quelques-uns le sont considérablement et ont des parois épaisses, ce qu'on ne pouvait distinguer sur ceux des canaux qui étaient le plus fortement épaissis.

Fig. 5. Grossissement de 250.

Canalicules isolés par l'acide chlorhydrique et provenant de la dentine cariée de l'homme. Ces canaux offrent des épaississements variés; leur contenu est divisé en forme de petits bâtonnets. En *a*, on voit un petit canal fortement dilaté, duquel partent plusieurs ramifications non dilatées qui sont détachées près de leur origine par le fait de la préparation. En *b*, deux petits tubes très-peu dilatés, dont l'un gagnait graduellement en épaisseur.

Fig. 6. Grossissement de 200.

Coupe transversale d'une dent cariée, dent qui avait été faite avec l'ivoire de l'hippopotame. Une couche de *Leptothrix* à la surface ; des masses identiques pénètrent (en *a*), en partant de la surface, dans l'intérieur du tissu (en *b*) ; elles semblent séparées de la surface, parce qu'elles ont été atteintes obliquement par la coupe. Les canalicules dentaires sont pour la plupart dilatés (*c*); quelques-uns se présentent encore à l'état normal (*d*).

Fig. 7. Grossissement de 250.

Canalicules de la même dent (hippopotame) fortement dilatés et présentant des sinuosités variqueuses. A droite quelques-uns d'entre eux sont encore réunis ensemble par des fibrilles très-fines, qui paraissent être le résidu de la dentine.

TABLE DES MATIÈRES

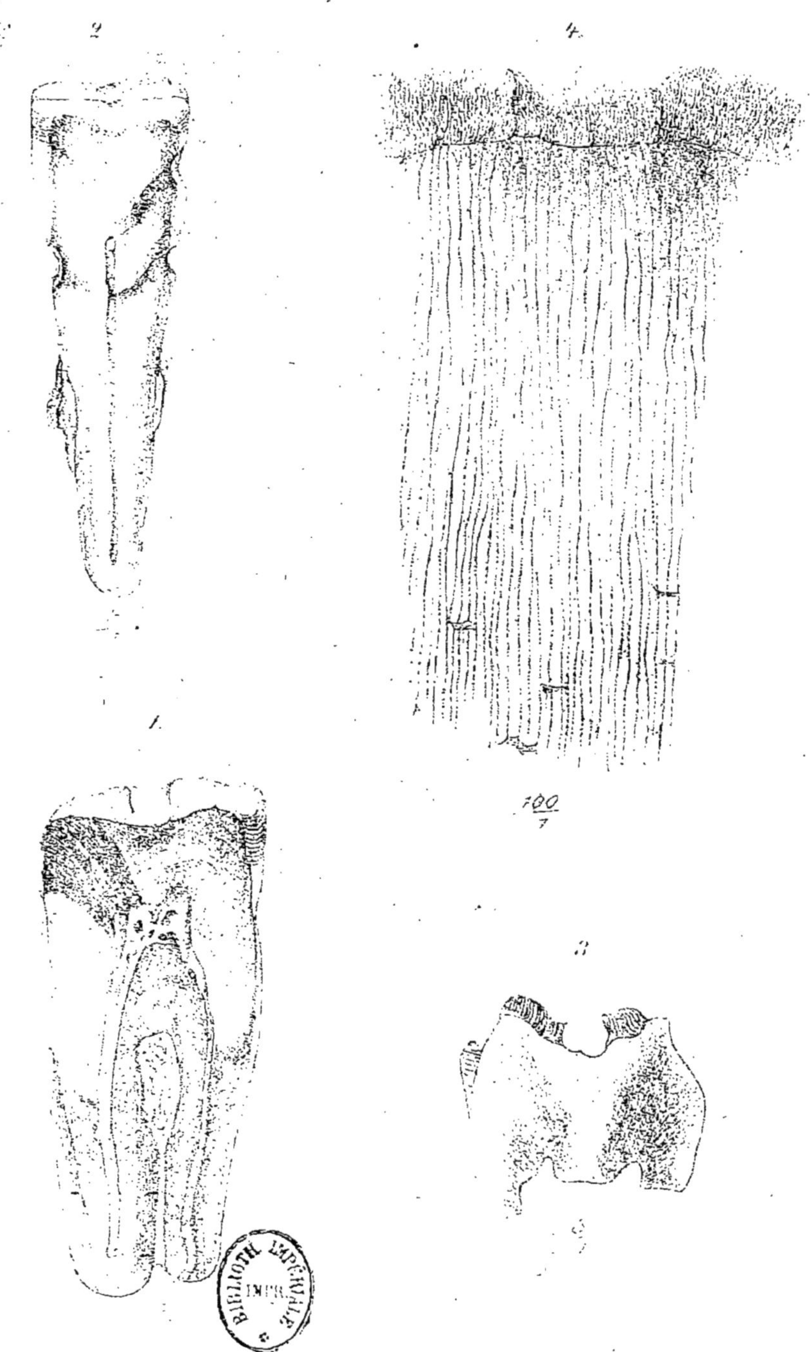

2
4
1
$\frac{100}{1}$
3

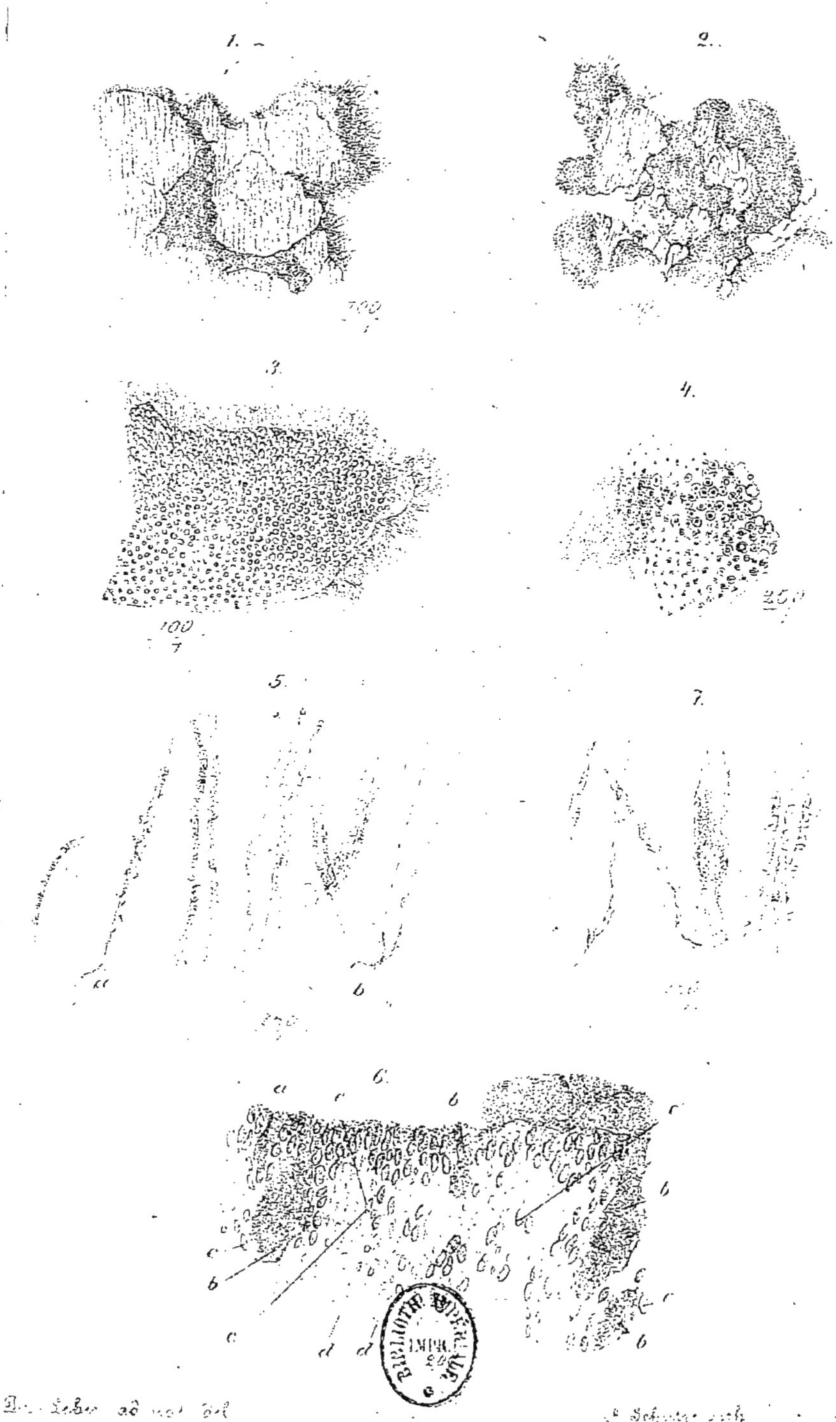

1.
2.
3.
4.
5.
6.
7.
a
b
c
d
e
100
250

NOUVELLES PUBLICATIONS

DE LA LIBRAIRIE

ADRIEN DELAHAYE

AMYOT, médecin-dentiste, etc. **Odontologie**. Hygiène de la bouche. In-12 de 44 pages. Paris, 1867...... .... 1 fr.

BASTARD. **Étude sur le traitement de la suette miliaire**. Avantage des bains tièdes. 1 vol. in-8 de 279 pages. Paris, 1867........... 4 fr. 50

BAZIN. **Leçons théoriques et cliniques sur la syphilis et les syphilides**, professées à l'hôpital Saint-Louis par le Dr Bazin, publiées par le Dr Dubuc, revues et approuvées par le professeur. 2e édition considérablement augmentée. Paris, 1866. 1 vol. in-8 accompagné de 4 magnifiques planches sur acier, figures coloriées......................... 10 fr.
Sépia .... 8 fr.

BAZIN. **Leçons sur les affections génériques de la peau**, professées à l'hôpital Saint-Louis par le docteur Bazin, recueillies et publiées par les docteurs Baudot et Guérard, revues et approuvées par le professeur. Paris, 1862 et 1865. 2 vol. in-8................................. 11 fr.
Le tome II se vend séparément.................................. 6 fr.

BAZIN. **Examen critique de la divergence des opinions actuelles en pathologie cutanée**, leçons professées à l'hôpital Saint-Louis par le docteur Bazin, rédigées et publiées par le docteur Langronne, revues et approuvées par le professeur. 1 vol. in-8. Paris, 1866........ 3 fr. 50

BELLOC. **De l'ophthalmie glaucomateuse**, son origine et ses divers modes de traitement. In-8 de 138 pages. Paris, 1867............ 3 fr.

BENNI. **Recherches sur quelques points de la gangrène spontanée** (accidents inopexiques et endartérite hypertrophique). In-8 de 140 pages. Paris, 1867... 2 fr. 50

BERTHOLLE. Des corps étrangers dans les voies aériennes. In-8 de 127 pages. Paris, 1866 . . . . 2 fr. 50
  Mémoire couronné par l'Académie impériale de médecine.

BESNIER (J.). Recherches sur la nosographie et le traitement du choléra épidémique, considéré dans ses formes et ses accidents secondaires (épidémies de 1865 et 1866). In-8 de 192 pages, avec figures intercalées dans le texte. Paris, 1867 . . . . 3 fr. 50

BIDLOT. Etudes sur les diverses espèces de phthisie pulmonaire et sur le traitement applicable à chacune d'elles. 1 vol. in-8° de 253 pages. Paris, 1868 . . . . 4 fr.

BONNIÈRE. Traité complet iconographique et pratique des maladies contagieuses des organes génito-urinaires. Traitement sans mercure. Ouvrage illustré d'un grand nombre de figures intercalées dans le texte. 1 vol. in-8. 1867 . . . . 6 fr. 50

CASTAN, professeur agrégé à la Faculté de médecine de Montpellier, etc. **Traité élémentaire des diathèses.** Paris, 1867. 1 vol. in-8 de 467 pages . . . . 6 fr.

CHARAZAC, docteur en médecine, etc. **La clef du diagnostif,** ou *vade mecum* de l'élève et du praticien. Sémiologie, description, traitement. 1866, 1 vol. in-12 de 470 pages . . . . 5 fr.

CHARCOT, professeur agrégé à la Faculté de médecine de Paris, médecin de l'hospice de la Salpêtrière, etc. **Leçons cliniques sur les maladies des vieillards et les maladies chroniques,** recueillies et publiées par le docteur Ball, professeur agrégé à la Faculté de médecine de Paris, etc. 1868, 1 vol. in-8 avec figures intercalées dans le texte, et 3 planches en chromolithographie . . . . 6 fr.

CHEVALIER. Manuel de l'étudiant oculiste, traité de la construction et de l'application des lunettes pour les affections visuelles. 1 vol. in-18 jésus de 300 pages et 90 figures intercalées dans le texte. Paris, 1868 . . . . . 3 fr.

DACOROGNA. De l'influence des émanations volcaniques sur les êtres organisés particulièrement, étudiée à Santorin pendant l'éruption de 1866. In-8 de 159 pages, 1867 . . . . 3 fr.

DAUDÉ. Traité de l'érysipèle épidémique. 1 vol. in-8 de 344 pages, 1867. *Ouvrage récompensé par l'Académie impér. de médecine.* 5 fr. 50

FANO, professeur agrégé à la Faculté de médecine de Paris, etc. **Traité pratique des maladies des yeux,** contenant des résumés d'anatomie des divers organes de l'appareil de la vision. Illustré d'un grand nombre de figures intercalées dans le texte et de 20 dessins en chromolithographie. Paris, 1866. 2 vol. in-8 . . . . 17 fr.

FANO. Des lunettes et de leur emploi en oculistique. In-8 de 89 pages avec 16 figures intercalées dans le texte. 1867 . . . . 2 fr.

FORT. Anatomie et physiologie du poumon, considéré comme organe de sécrétion. In-8 de 106 pages avec 40 figures intercalées dans le texte. 1867 . . . . 2 fr. 50

FREDET. De l'emploi du chloroforme dans les accouchements simples, dans les opérations obstétricales, et dans l'éclampsie des femmes en couches. In-8 de 146 pages. 1867......... 2 fr. 50

GARROD. La Goutte, sa nature, son traitement et **Le Rhumatisme goutteux,** ouvrage traduit par A. Ollivier, chef de clinique et sous-bibliothécaire à la Faculté de médecine de Paris, et annoté par J.-M. Charcot, professeur agrégé à la Faculté de médecine de Paris, médecin de l'hospice de la Salpêtrière, etc. 1867. 1 vol. in-8 de 710 pages, avec 26 figures intercalées dans le texte, et 8 planches coloriées................... •............ 12 fr.
Avec un joli cartonnage en toile............................. 13 fr.

GAUNEAU, médecin du bureau de bienfaisance du Ve arrondissement. **Education physique et morale des nouveau-nés,** et de la nécessité de l'allaitement pour la mère. Nouvelle édition. 1 vol. in-12. 1867.. 2 fr.

GINGEOT. Essai sur l'emploi thérapeutique de l'alcool chez les enfants, et en général sur le rôle de cet agent dans le traitement des maladies aiguës-fébriles. In-8 de 159 pages. 1867.................. 2 fr. 50

GIRALDÉS, chirurgien de l'hôpital des Enfants, etc. **Leçons cliniques sur les maladies chirurgicales des enfants,** recueillies et publiées par MM. Bourneville et Bourgeois, revues par le professeur. 1er fascicule : **Des malformations congénitales.** 1 vol. in-8 avec 16 figures dans le texte. Paris, 1868.............................. 2 fr. 50

GOUBERT. De la perceptivité normale et surtout anormale de l'œil pour les couleurs spécialement de l'achromatopsie, ou cécité des couleurs. In-8 de 164 pages. 1867..................... 3 fr. 50

GRESSER. De la curabilité constante de la suette dite miliaire, ainsi que des affections qu'elle complique. 1 vol. in-8. 1867... 3 fr. 50

HARDY, professeur, chargé du cours de clinique des maladies de la peau à la Faculté de médecine de Paris, médecin de l'hôpital Saint-Louis, etc. **Leçons sur les maladies de la peau,** rédigées et publiées par MM. les docteurs Moysant, Garnier et Lefeuvre. 3 vol. in-8 réunis en 1 vol. cartonné à l'anglaise. Paris, 1864-1868......................... 12 fr. 50

JACCOUD. Leçons de clinique médicale, faites à l'hôpital de la Charité. 1 fort vol. in-8 de 878 pages, avec 29 figures et 11 planches en chromo lithographie. 1867. .... 15 fr.
Avec un joli cartonnage en toile.......................... 16 fr.

LANGLEBERT. Aphorismes sur les maladies vénériennes, suivi d'un formulaire spécial. 1 joli vol. in-32. Paris, 1868............... 2 fr.

LASKOWSKI. Étude sur l'hydropisie enkystée de l'ovaire et son traitement chirurgical. In-8 de 111 pages. 1867......... 2 fr. 50

LEGROUX (A.). Essai sur la digitale et son mode d'action. In-8 de 84 pages. 1867.. 2 fr.

LELION. Etude physiologique et thérapeutique de la digitale. In-8 de 115 pages. 1867.................................. 2 fr. 50

LEMPEREUR. Des altérations que subit le fœtus après sa mort dans le sein maternel. In-8 de 148 pages. 1867.................. 3 fr.

MIREUR. **Essai sur l'hérédité de la syphilis.** Grand in-8 de 109 pages.
1867.................... .... 2 fr.

MOUGEOT. **Recherches sur quelques troubles de nutrition consécu-
tifs aux affections des nerfs.** Grand in-8 de 152 pages. 1867.   3 fr.

MOURA. **L'acte de la déglutition, son mécanisme.** Grand in-8 de
60 pages, avec figures intercalées dans le texte et 2 pl. 1867...... 3 fr.

PÉCHOT, professeur de pathologie interne à l'Ecole de médecine de Rennes,
etc. **Principes de pathologie générale.** 1 vol. in-12 de 424 pages.
1867..... .... 4 fr.

PETIT. **Transmission de la syphilis par la vaccination**, des moyens
pour l'éviter. In-8 de 105 pages. 1867..................... 2 fr.

SAPPEY, professeur d'anatomie à la Faculté de médecine de Paris, etc. **Traité
d'anatomie descriptive**, avec figures intercalées dans le texte. 2ᵉ édition entièrement refondue. Tome Iᵉʳ, **Ostéologie et Arthrologie.** 1 vol.
in-8 avec 226 fig. Paris, 1867. Prix du tome Iᵉʳ............... 12 fr.
Tome II, **Myologie et Angiologie.** (*Sous presse.*)

SAINT-VEL, ancien médecin civil à la Martinique. **Traité des maladies
intertropicales.** 1 vol. in-8 de 524 pages. Paris, 1868........ 7 fr.

SOLARI. **Traité pratique des maladies vénériennes.** 1 vol. in-12 de
310 pages avec 12 planches chromolithographiques et photographiques.
Paris, 1867. .... 5 fr.

SUCQUET (J. P.). **Anatomie et physiologie.** D'une circulation du sang
spéciale au rein des animaux vertébrés mammifères, et de la sécrétion des
urines qu'elle y produit. In-8 de 52 pages avec 5 planches en chromolitho-
graph e. 1867... 2 fr. 50

VAN HOLSBECK. **Compendium d'électricité médicale.** 1 vol in-12,
de 693 pages et 15 figures dans le texte. Édition augmentée d'un aperçu
des progrès faits en électrothérapie jusqu'à 1868. Paris......... 7 fr.

WECKER, médecin-oculiste de la maison Eugène-Napoléon, professeur de clinique ophthalmologique, etc. **Traité théorique et pratique des maladies des yeux.** 2ᵉ édition, revue, corrigée et augmentée.

1ᵉʳ fascicule. **Maladies de la conjonctive.** 1 vol. in-8 de 216 pages,
avec 1 planche. 1867 .... 3 fr. 50

2ᵉ fascicule. **Maladies de la sclérotique, de la cornée, de l'iris et
de la choroïde.** 1 vol. in-8 de 368 pages, avec 25 figures intercalées
dans le texte et 3 planches. 1867.... .... 4 fr.

3ᵉ fascicule. **Maladies des paupières, de l'orbite et des voies
lacrymales.** 1868. Avec 51 fig. dans le texte et 1 planche. 3 fr. 50

Paris. — Imprimerie de E. MARTINET, rue Mignon, 2.

9 782019 283605